本书受国家社会科学基金重大项目"共享经济下构建我国分级医疗体系研究"（项目编号：182DA085）支持

家庭医生团队
服务与管理

主　审　李健男

荣誉主编　卢祖洵

主　编　邱德星

副主编　申　鑫　邹思梅　邱小夔

编　委（按姓氏笔画排序）

龙鸣燕　申　鑫　吴聪丽　邱小夔

邱德星　邹思梅　陈笑辉　高　敏

黄文杰　曹燕娟　谢志兰

人民卫生出版社
·北　京·

图书在版编目（CIP）数据

家庭医生团队服务与管理 / 邱德星主编. — 北京：
人民卫生出版社，2023.2
ISBN 978-7-117-34291-9

Ⅰ.①家… Ⅱ.①邱… Ⅲ.①家庭医学 – 卫生服务 –
研究 – 中国 Ⅳ.①R499

中国版本图书馆 CIP 数据核字（2022）第 245179 号

人卫智网	www.ipmph.com	医学教育、学术、考试、健康，
		购书智慧智能综合服务平台
人卫官网	www.pmph.com	人卫官方资讯发布平台

家庭医生团队服务与管理
Jiating Yisheng Tuandui Fuwu yu Guanli

主　　编：邱德星
出版发行：人民卫生出版社（中继线 010-59780011）
地　　址：北京市朝阳区潘家园南里 19 号
邮　　编：100021
E - mail：pmph @ pmph.com
购书热线：010-59787592　010-59787584　010-65264830
印　　刷：北京汇林印务有限公司
经　　销：新华书店
开　　本：889×1194　1/32　印张：9.5
字　　数：205 千字
版　　次：2023 年 2 月第 1 版
印　　次：2023 年 3 月第 1 次印刷
标准书号：ISBN 978-7-117-34291-9
定　　价：55.00 元
打击盗版举报电话：010-59787491　E-mail：WQ @ pmph.com
质量问题联系电话：010-59787234　E-mail：zhiliang @ pmph.com
数字融合服务电话：4001118166　E-mail：zengzhi @ pmph.com

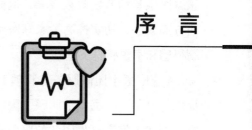

序 言

　　2016 年 10 月，中共中央、国务院印发了《"健康中国 2030"规划纲要》，明确提出要全面建立成熟完善的分级诊疗制度，形成基层首诊、双向转诊、上下联动、急慢分治的合理就医秩序。实施分级诊疗制度，关键是"大医院舍得放，基层接得住，群众信得过"，其突破点是推进符合中国国情的家庭医生签约服务制度，推动卫生与健康工作重心下沉、资源下移，促进社区首诊，使家庭医生成为居民健康的"守门人"。

　　近些年，国内各地区为履行好基层医疗卫生服务职能，相继开始探索具有区域特色的家庭医生服务模式。在服务推进过程中，家庭医生制度逐渐被居民了解、接受，但家庭医生团队如何管理、如何绩效考核以及如何评估服务效果等问题仍困扰着政策制定者、实践探索者。

　　深圳市罗湖区在全国率先进行基层医疗集团改革，推出 12 个"量化"家庭医生签约服务包，探索让居民少生病、少住院、少负担的医疗卫生服务模式，成为全国医改的标杆。深圳市光明区自 2012 年以来，率先在深圳试点家庭医生服务，设立第一张家庭病床，建立第一家公立医养结合护理院，不断优化家庭医生团队管理与全科医生预约就诊服务模式；特别在完善家庭医生签约激励政策方面，他们从提高工作待遇和绩效考核两方面入手，切实提高了家庭医生的服务积极性，为提升居民获得感和幸福感打下基础。

《家庭医生团队服务与管理》一书便是对以上工作实践的提炼与升华。本书详细回顾了国内外家庭医生的起源和发展，重点阐述了家庭医生团队的服务内容、绩效管理，并对绩效指标体系的建立给予详细的指引。书中还阐述了建立美好的共同愿景、明确可及的目标、团队的分工与合作等内容，讨论如何打造高效、协作的家庭医生团队。

本书语言通俗易懂，内容科学全面，希望能帮助想要了解家庭医生团队管理的广大基层卫生健康工作者。

中国科学院院士　南方科技大学讲席教授

2022 年 10 月于深圳

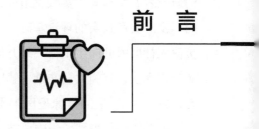

　　国际经验和国内实践表明，建立家庭医生制度，让全科医生作为居民健康的"守门人"，对维护居民健康、节省医疗费用、提高服务质量具有重要的作用。实行家庭医生签约服务，不但可增强医务人员的责任意识，凸显以健康为中心的服务理念，同时对社区首诊、定点就诊、分级诊疗等政策目标的实现具有重要的促进作用，是实现健康中国战略的重要环节。

　　当前，虽然各地在推进家庭医生服务工作中进行了大量的探索和实践，但是家庭医生服务还未有效、全面落实，公众普遍认为获得感不高。家庭医生服务的内容涵盖多个方面，需要其他专业的支持，在家庭医生人力资源总量不能快速增长的情况下，组建家庭医生团队，合理分配岗位职责，可实现资源共享与服务互补。利用管理学等学科理论与实践经验，指导家庭医生团队建设，进一步提高效率，对于团队为签约家庭和居民提供全生命周期的健康管理服务，充分发挥"守门人"作用，具有重要的现实意义。

　　本书内容围绕家庭医生团队建设要点和重点环节展开叙述，是在理论与实际相结合的基础上对家庭医生团队服务的有益探索。本书作者由长期致力于社区健康服务及家庭医生服务的研究者、管理者和实践者组成，具有开展家庭医生团队服务的丰富经验和扎实的理论基础。在本书的撰写过程中，编写人员深入社区家庭医生工作一线开展调查研究，了解家庭医生团队工作现状，查阅大量文献了解国内外家庭医生团队的研究动态，面向全国广泛收集家庭医生团队成功经验和相关资料。

本书的编写得到了华中科技大学同济医学院公共卫生学院卢祖洵教授研究团队的精心指导与大力帮助，在此对他们的付出表示诚挚感谢。由于水平有限，书中难免有不妥、不深、不透之处，敬请各界专家和同行批评指正！

邱德星

2022 年 10 月

目 录

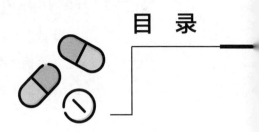

第三章　家庭医生服务内容

第四章　家庭医生团队组成与服务

第五章 家庭医生团队管理

第六章　家庭医生团队与签约对象的关系维护

第七章　家庭医生团队服务满意度与质量评价

第八章　家庭医生团队服务卫生经济学分析

第九章 家庭医生团队绩效管理

第 一 章

家庭医生的内涵与起源

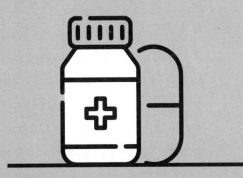

第一节

家庭医生的内涵

一、家庭医生的含义

国务院《关于建立全科医生制度的指导意见》提出，全科医生是综合程度较高的医学人才，主要在基层承担预防保健、常见病多发病诊疗和转诊、病人康复和慢性病管理、健康管理等一体化服务，被称为居民健康的"守门人"。但目前对家庭医生仍尚无统一的定义。目前公认的家庭医生是指在社区卫生服务机构执业，具有良好的专业素养和人际沟通能力，并且与居民建立签约服务关系的注册全科医生（临床类别或中医类别）。

美国家庭医生学会将家庭医生定义为"经过家庭医疗这种范围宽广的医学专业教育训练的医生"。家庭医生具有独特的态度、技能和知识，向家庭的每个成员提供连续性和综合性的医疗照顾、健康维护和预防服务，无论其性别、年龄或者健康问题。由于全科医生长期在基层工作，积累了丰富的实践经验，了解人们的心态、人际交往、疾病的来龙去脉，是初级医疗保健的专家。家庭医生签约服务是以家庭医生或全科医生为主要提供载体，通过协议或者合同等方式，同社区居民建立契约服务关系，以社区为范围，以家庭为单位，以个性化需求为导向，以全面健康管理为目标，为签约居民提供融预防、医疗、保健、康复、健康教育等为一体的医疗保健服务，是具有基础性、综合性、连续性、可及性和协调性等特点的卫生服务模式和制度安排。

二、家庭医生的相关概念

1. 社区　德国社会学家滕尼斯将"社区"一词首先用于社会学，由此成为社会学的一个专用名词。本书提及的社区是指社区卫生服务或家庭医生制度中默认的社区，如一个行政街道所划分的区域或为社区卫生服务机构所划分的服务辖区，以及区域内的所有居民。

2. 家庭　家庭是建立在婚姻、血缘关系基础上，以及一定经济基础上，亲密合作、共同生活的社会群体。社会学对家庭的定义考虑的是家庭发挥功能的方式，家庭作为人类历史进程中的一种社会现象，始终在不断演化、发展。普遍的观点是将家庭视为一个具有面对面交往特点的初级群体。家庭具有初级群体的所有特点：第一，家庭成员在地理空间上充分地接近，他们的接触方式是面对面进行的；第二，家庭成员人数较少且相对稳定，他们之间互动的频率很高；第三，家庭成员之间的互相控制和影响，主要通过非正式的形式；第四，家庭成员彼此利益相关目标一致，联系十分密切；第五，家庭群体关系在时间上最为长久，家庭这种初级群体又是建立在血缘关系基础上的，使得家庭的影响十分明显。

3. 社区健康与健康社区　世界卫生组织提出，健康不仅仅是躯体没有疾病，还要具备心理健康、社会适应良好和有道德。但社区健康不仅仅是社区中的个人健康，而是整个社区都呈现健康的状态，不仅包括社区整体健康、社区个体和正式或非正式组织健康，还包括社区自然环境、机体、心智、精神、道德、政治、社会、经济和文化健康。

健康社区的术语应建立在自治、积极主动性、相互尊重和创造性的冲突解决等价值之上。可将健康社区定义为：其内部和外部所有正式的和非正式的组织和个体都能协同性地共同生活和工作，不仅有效地提高社区所有个体的身体、心智、精神、道德、自然和社会的健康水平，也提高了社区各种正式和非正式组织以及社区整体的健康水平。这一定义表明，社区健康应该包括以上所强调的 6 个方面，不仅关注个体，也关注各种社区组织和社区整体的健康，应依赖于社区内外部行动者的协作性努力。

21 世纪初期我国开始实施健康城市、健康社区的工作，制定相关工作细则和考核指标。经过近年的发展，健康城市和健康社区建设卓有成效，考核指标越来越细化，社区卫生服务中心在其中所起到的作用越来越重要，对发展家庭医生制度提出了更高的要求。家庭医生关注的是整个社区的健康，家庭医生应该利用社区的一切资源，如政府、民政、慈善机构、企业社团组织、居委会等，帮助解决病人及社区人群的具体困难。

4. 社区卫生服务　社区卫生服务是指在政府领导、社区参与、上级卫生机构指导下，以基层卫生机构为主体，全科医生为骨干，合理使用社区资源和适宜技术，以人的健康为中心、家庭为单位、社区为范围、需求为导向，以妇女、儿童、老年人、慢性病病人、残疾人、贫困居民等为服务对象，以解决社区主要卫生问题、满足基本卫生服务需求为目的，集预防、医疗、保健、康复、健康教育、计划生育技术服务功能等为一体的，有效、经济、方便、综合、连续的基层卫生服务。

5. **社区、家庭与家庭医生的关系** 社区是家庭医生管辖的范围，社区内部的各个系统均应作为家庭医生的后台支撑和可调配资源，家庭医生通过调动社区资源促进社区健康，达到健康社区的目标。家庭是社区的组成单位，家庭的健康需要社区的支持。家庭是家庭医生签约服务的主体，以家庭为基础的卫生保健遵循生物 - 心理 - 社会的医学模式，这种模式强调的是生理因素、人际关系以及社会因素的综合作用对健康的影响。

6. **家庭医生制度** 家庭医生制度是各国政府或卫生行政部门为规范家庭医生工作、保障社会健康而制定的一系列相关法律法规的统称，通过制度的实施，约束规范指导家庭医生服务行为，促进家庭医生工作的开展。家庭医生制度是指通过签约方式，具备家庭医生资质的全科医生与签约家庭建立起一种长期稳定的服务关系，以此建立对签约家庭的健康进行全过程维护的服务制度。

7. **家庭医生签约服务** 家庭医生签约服务是家庭医生与社区居民在互相信任的基础上以契约方式，在双方之间建立起一种固定联系，根据居民的健康照护需求确定具体的服务内容，并界定签约期限内双方的权利和义务。从家庭医生签约服务的相关概念可知，家庭医生通过签约的形式提供服务，以基层卫生服务体系为支撑，通过调动区域卫生资源为居民提供初级卫生保健为主要内容的健康管理服务。家庭医生签约服务的制度导向是促进全科医生制度的建立，进而促进"以人为中心"的健康服务模式的建立。

8. **家庭医生团队** 家庭医生团队是为签约居民提供基本医

疗卫生服务的主要载体与形式，在社区卫生服务中心平台上整合配置各类资源，根据签约居民的健康状况与需求，提供有针对性的健康管理服务和有序的基本医疗服务。家庭医生团队由家庭医生、社区护士与其他辅助人员组成，其中其他辅助人员包括公共卫生医生、非医学类的助理、社会工作者和志愿者等。原则上一个家庭医生团队配置一名家庭医生和一名以上社区护士；其他辅助人员应按照实际需要合理配置，可由若干个团队共享。

家庭医生团队以居民健康档案为抓手，通过检查发现健康问题、评估认识健康问题、干预解决健康问题这一途径，由家庭医生为居民制定有针对性的健康促进计划，实施个体化健康干预，开展有效互动的健康指导。基本医疗和公共卫生服务由家庭医生团队承担，并逐步过渡到以健康管理为目标的无缝式全过程管理，对签约居民开展包括健康人群管理、亚健康人群管理和疾病人群管理等服务，充分调动居民健康自我管理的自觉性和主动性，利用有限的资源达到最大的健康管理效果。

第二节
家庭医生的起源

一、国外家庭医生的起源

（一）英国家庭医生的起源

英国是政府主导医疗卫生服务体系的代表，从 1948 年起，英国建立了全民免费的国家卫生服务制度——国民健康服务体系，之后历经多次改革，现已成为世界公认最有效的医疗服务体系之一。英国的医疗保健服务主要由两方面提供，一方面是1948年以后归国有的各级公立医疗机构，另一方面是各地提供初级卫生保健服务的全科开业医生。所谓政府主导，实际指的是其医疗卫生体系的筹资来源，主要来自政府税收；75%的初级医疗服务由私立诊所提供，英国政府通过签约方式购买私立诊所的全科服务。作为医疗体系中最中坚力量的全科医生，有效地承担了整个医疗服务体系的守门人职能，完成了英国90%的门（急）诊业务和大部分公共卫生服务业务，却仅花费英国国家医疗服务体系（NHS）经费的8%。

1. 全科医生制度的产生和沿革　英国的全科医生制度始于1911年颁布的《国民保险法》，确立了以全科医生为主体的健康保险主治医生机制。该法案要求各郡保险委员会在辖区内选择一些信誉良好的私人家庭医生，与其签订劳动合同，一周为其工作两天，为辖区内居民提供免费诊疗服务；签约医生可自由支配其他时间，仍可从事私人医疗服务。该法案为英国在全世界范围内率先实现"全民免费医疗"奠定了基础。1946年英国颁布了《国家卫生服务法案》，首次将国家卫生服务制度定义为以英国国民为服务对象，以预防、诊断、治疗和保健为内容，以促进居民生理和心理健康为目的的单一支付医疗保健体系，完全由国家财政拨款支持。在随后的半个世纪中，随着医疗保健水平不断提高与法案不断修订，全科医生制度亦得以逐步完善。总体而言，英国NHS区别于其他各国卫生体制的一大特点是，其全科医生相对于专科医生具有较强的自主性。

2. **全科医生执业情况**　全科医生执业方式较为灵活，大致分为三种类型。第一种是合伙人制，即自己单独或者是由若干名全科医生以合伙人形式开办诊所，自负盈亏，拥有诊所收入分配自主权和用人自主权。作为合伙人身份的全科医生主要完成临床工作外，还要全权负责员工的聘用、绩效管理、场所运维及财政问责等行政工作。第二种是聘用制，全科医生与 NHS 建立劳动合同关系，以员工身份受雇于 NHS，在诊所或其他医疗机构工作，NHS 支付其固定的工资。第三种是临时代理人，即提供临时或短期服务的全科医生，通常他们的收入是阶段性的。目前有超过 75% 的全科医生都是自由职业，即自己单独开业或者是以合伙人形式开办诊所，25% 的全科医生与大部分的专科医生一样，是 NHS 的雇员。

英国平均每天产生约 130 万人次的全科医生咨询服务，大部分咨询都是在全科诊所或是病人家中进行。医生有时也会作为团队成员之一，在医院的急诊中心、出院计划服务中心或者急救中心担任一定的职责。近年来，全科医生的数量在逐年增加的同时，全科诊所的数量却有所下降，这一趋势表明，越来越多的全科医生选择聚集在规模较大的诊所执业。从 2009 年起通过合伙人制形成了第一批更大规模的"联合诊所"，联合诊所即将全科诊所与其他提供初级卫生保健服务的社区机构和门诊服务集中规划设置，旨在为需要长期照料的居民提供"一站式服务"，并且能够一定程度上疏解和分流医院的部分服务。

全科医生可以有自己所擅长的专科，当全科医生在家庭医学领域内某一专科取得正式资格认证后即可成为"专科全科医生"，其属性仍然是全科医生，但同时具备一定的特权，可以接诊由普通全科医生转诊来的病人或者是额外为有特殊需求的病人提供相对专业的医疗服务，如糖尿病或哮喘病人。

3. 全科医生医疗服务内容与病人就诊流程　年满 16 岁的公民均有资格且必须到某个自主选择的全科医生处注册，注册过程共需要完成 3 张表格。首先是由 NHS 统一制定的家庭医生服务注册表；完成注册表后，诊所需要居民进一步完善个人健康信息，即完成第 2 张表格；第 3 张表格是对居民健康电子档案用途的知情同意书，居民可以选择是否授权自己的电子健康档案在某些系统中的应用。同时提交以上 3 个表格就完成了注册，诊所会向新注册的病人发放小册子，介绍诊所内所有全科医生的名单、联系方式、教育背景和领域专长等信息，还有其他医务人员配备及服务项目的说明，并对服务时间、流程等条件进行解释。每名全科医生服务的病人人数不同，平均每名全科医生签约 1 800 人。值得一提的是，按照 NHS 的要求每个公民都需要注册在一名指定的全科医生名下。但在诊所的实际操作过程中，实际上是与全科诊所建立了长期的合同关系，即名义上注册在某一指定全科医生名下，但并不影响居民找诊所里的其他医生看病咨询，居民在预约看病咨询时的医生由诊所随机分配。

按照服务提供场所的类型不同，英国的初级卫生保健分为全科诊所、社区药房、牙科和眼科 4 个领域。其中全科诊所是大部分居民利用 NHS 服务的第一站，也是居民最主要的就医场所。全科诊所的医务人员还涉及护士、高级护师、医技人员和医生助理，诊所可聘用经理、医务秘书等行政管理人员。目前全科医生所提供的服务普遍涵盖七大类，包含门诊咨询服务、处方服务、转诊疾病、筛查、计划免疫、慢性病管理及健康教育。每年 NHS 总预算的 25% 用于处方药的开支，其中 98% 的处方均由全科医生开具。除了基本公共卫生服务外，全科医生还具备日间手术能力。自 2004 年以来全科医生提供的诊疗范围进一步扩大，已经能够选择性提供更为复杂的手术或微创小手术，如静脉曲张的剥脱、切除和注射治疗。诊所除了提供 NHS 规定的免费服务外，还提供有偿服务，类似于我国医院采用的特需服务。居民通过网上或电话进行预约即可免费获得 NHS 规定的服务。按照 NHS 的规定，每位病人的就诊时间为 8～10 分钟。全科医生会亲自将病人接入诊室，应用问诊技巧完成诊疗，结束时全科医生会将病人送至门口，在完善电子病历后再接诊下一位病人。全科医生的工作时间一般 8:00～18:30，日常接诊 18～20 人，在下班前如果有紧急情况的病人还会酌情加号。薪酬制全科医生的法定工作时间为每周不超过 48 小时，而自由执业全科医生没有规定。

英国拥有最严格的基层首诊制度，当病人需要专科治疗时，全科医生的转诊信是必需的。在获取全科医生转诊许可后，病人有权选择上一级专科医院和会诊医生团队。在预约专科转诊时，可以通过全科医生直接预约，也可以由全科医生向病人提供一个转诊号和密码，病人凭借此号码通过专门的操作系统来完成预约。但遇紧急情况，如意外事故、急性心脏疾病、脑出血等时，病人可以直接去医院就诊，病情稳定之后病人仍需回到自己的签约医生处继续接受治疗。

（二）美国家庭医生的起源

美国卫生保健制度最大的一个特点为高支出。2016 年美国在医疗卫生方面的总支出占国内生产总值（GDP）的 17.2%，人均卫生费用高达 9 892 美元，高于经济合作与发展组织（OECD）国家平均水平的 1.5 倍，与 2015 年相比增长率为 4.1%。美国实行的是以各种健康保险制度为核心的多元化卫生保健制度。多元化意味着复杂性增加，与欧洲国家不同，美国的家庭医生制度不体现为一种统一、清晰的制度框架或模块，而是以灵活的方式融合于市场化的医疗卫生服务制度当中。

1. 家庭医生的产生与沿革　美国"全科医生"与"家庭医生"系出同源，划分为两个指代不同的名称。在 20 世纪 60 年代之前，两者在概念上互通，均指从医学院毕业经过一年住院医师规范化培训即开始在初级医疗服务机构工作的通科医生。当时的家庭医生还没成为一门医学专科，因此从事全科医生工作的通科医生并不需要经过 3 年以上全科医生专科培训从而取得执业医师资格认证。1969 年家庭医学作为独立专科在美国诞生，1971 年美国"全科医学会"更名为美国"家庭医生学会"。至此，"general practioner"在美国成为历史名词，专门用于指代之前没有取得执业医师资格认证的通科医生，而家庭医生（family physician）则成为美国执业注册门类为家庭医学的执业医师的正式称谓。

（1）初级保健医师：在美国从事初级卫生保健服务的医务从业者，按照其执业类别可分为三类，即初级保健医师（PCP）、部分专科医师及非医师类医务从业者，其中扮演医疗卫生体系守门人角色的职业群体是 PCP。PCP 注册时，专业必须为家庭医学 / 全科医学、普通内科医学或普通儿科，他们的职业依次是家庭医生、内科医生、儿科医生。一般来说，注册为家庭医学和内科医学的 PCP 区别不大，内科医生的服务对象通常是成年人，一般不包括儿童。家庭医生的服务对象年龄范围较大，从成年到老年，大多数家庭医生倾向于将孕期保健排除在服务范围之外。儿科 PCP 所服务的人群年龄原则上可覆盖至 21 岁。据美国医学协会医生数据库统计，2015 年注册人数位于前三的专业分别为内科、家庭医学 / 全科医学、儿科。注册为上述三个专业的医师数量占美国注册医师总数的 33% 左右，由此可见 PCP 是美国医疗体系的中坚力量。

由于美国 PCP 注册数量始终处于短缺状态，助理医师和护师也被大量地纳入初级卫生保健工作者队伍，作为初级卫生保健服务的重要补充，他们也被称为中级提供者或医师补充者。美国有近一半的助理医师和护师从事初级卫生保健工作，这些非注册医师类医务工作者原则上并不能代替 PCP，而是以团队合作的形式提供服务。

（2）医疗保险多元化：由于医疗保险的多元化，不同险种覆盖各种人群，因此家庭医生制度也并非全民覆盖。美国不实行强制性的基层首诊制，是否必须签约家庭医生或必须通过家庭医生转诊才能看专科医生，取决于病人购买的医疗保险种类。美国的医疗保险体系非常复杂，但可概括为社会医疗保险和私立医疗保险两部分，其中私立医疗保险占据 60% 的市场份额。

私立医疗保险主要分为 4 种类型，其中健康维护组织

（HMO）和定点服务组织（POS）对家庭医生制度作出明确要求。HMO 适用于较低收入人群，其保险费相对较低，但投保人必须从保险公司的指定名称中选择一名 PCP，医生名字会印在医疗保险卡上，如果要看专科医生必须经 PCP 转诊，且仅限于保险公司指定范围的专科医生，对于指定范围外的就诊费用，保险公司将不予支付。另一类健康保险计划即 POS，也同样对 PCP 首诊制度作出了约束性规定，如果投保者没有主动选择，则会由保险公司为其指定一名 PCP。优先医疗计划（PPO）为自选式保险计划保险费，较昂贵，适用于中产阶级以上人群，一般都由公司为其员工购买，但近些年来市场份额不断缩小。有些 PPO 已经完全退出个人购买保险领域，持有者可以选择自己的 PCP，但不是必需的，且不实行 PCP 转诊制度，若需要转诊必须经过保险公司认可后才予以支付。

社会医疗保险主要分为 3 种类型，即政府对退休老人和残疾人的"医疗照顾保险（medicare）"、州政府经营的对低收入居民的"医疗救济保险（medicaid）"、退伍军人可以申请的"退伍军人医疗保险（VA）"。其中，医疗照顾保险和医疗救济保险覆盖了美国约 36.7% 的人口，享有社会医疗保险的人群，只需支付很少的月费、预付额等费用，除此之外的费用一律由政府承担。他们不需要到指定的 PCP 处首诊，可以选择到家庭医生处就诊，也可以直接到专科医生处就诊，不受转诊制度的约束。美国有一半的险种对于签约家庭医生和基层首诊不做强制要求，但尽管如此，PCP 首诊处的病人比例仍非常可观。

2. 家庭医生的执业情况　目前美国的医疗服务市场向病人

提供门诊服务的 PCP 职业范围共有 6 类，即家庭医学／全科医学、普通内科、儿科、妇产科、老年医学、全科／儿童（联合）。作为 PCP，他们在执业方式上大同小异。家庭医生供职的场所有很多，他们可以根据自身对收入、职业、生活方式的需求和目标，选择适合自己的开业和执业地点。

根据美国家庭医生学会网站公布的信息，家庭医生可以选择的就业网点大致可以分为三种类型。①私立诊所：分为单人诊所和多人组合诊所，相对于各大医院，家庭医生私立诊所规模大小各异，分布于各大社区，覆盖面广。②多学科复合诊所：全美有 20% 的家庭医生选择以合伙人的身份，在这种由不同领域专科医生组成的复合式诊所执业。多学科背景通常涵盖家庭医学、整形外科、心内科等常见病领域，以提高病人对服务的可及性。多学科复合诊所的优势就在于为病人提供更多便利的同时，也有利于医生之间的沟通。③医疗机构就职：家庭医生还可以选择以雇员的形式供职于一些公立或私立的医疗机构，包括医院、社区卫生服务中心及上述提到的多学科复合诊所。以上几种类型同时存在于城市和农村地区。美国的家庭医生数量在地理位置分布上与人口密度高度一致，这一点不同于其他专科医生。

3. 家庭医生执业管理模式　家庭医生在执业模式上有过一系列改革和创新，2006 年美国医师学会提出的以病人为中心的医疗之家（PCMH），是美国初级卫生保健系统转型中的一个成功模式，在全美范围内，医疗之家模式被广泛推广。医生们将自己的诊所转型为 PCMH 模式，本质上是一套对诊所服务质量的认定体系，有专门的机构（如国家质量控制委员会、门诊医疗服务认证协会等）负责对家庭医生诊所作出认证。

转诊制度在美国并非强制性，初级卫生保健机构至上级医院的转诊规则由保险公司制定，他们会面向病人、PCP 及专科医生提供详尽的转诊要求和流程。不同的保险公司在细节上可能存在差异，但大致都遵循以下基本流程。

第 1 步：选择专科医生，PCP 在与病人沟通后作出需要转诊的决定并为病人选择合适的专科医生，PCP 能够选择上转的专科医生范围是受到限制的，并非由病人或 PCP 的个人意愿决定。

第 2 步：PCP 负责填写转诊单提出转诊申请，直接向专科医生本人递交转诊申请，常规途径包括电话传真或邮件的方式。很多健康保险公司还会借助专门的第三方网络平台提供转诊管理服务，通过在线提交的方式完成转诊申请审核和确认接收转诊的流程。转诊的信息内容并不复杂，一般仅涉及 PCP 的身份信息、初步诊断及转诊原因等。除此之外，根据病人需要接受转诊的医疗服务内容不同，健康保险公司会对预授权作出相应要求。如某病人需要接受膝关节置换的术前评估，其所购买的险种对此类的服务要求预授权，则 PCP 就需要向保险公司的转诊部门提交申请从而获得授权，而不是直接与专科医生取得联系。

第 3 步：转诊资格审核与确认。接到转诊申请的专科医生本人会通过保险公司内部信息系统对病人的险种覆盖范围进行核实，还会对转诊病人按照一定的标准进行筛选，通过以上审核筛选后，保险公司或者专科医生会将结果反馈 PCP 或病人本人。在专科医生确认接收病人后，和病人主动取得联系，并预约就诊时间，根据 PCP 提供的转诊信息进行治疗，并且将后续的治疗方案和医疗记录反馈给 PCP。通常情况，根据保险公司的要求，当病人需要接受某些特定类型的专科医疗服务时，不需要通过 PCP 转诊，如妇产科检查、乳腺癌筛查、心理健康门诊、常规眼底检查的病人，可自行前往提供这些服务的诊所或医院就医。

（三）澳大利亚家庭医生的起源

澳大利亚医疗保险全覆盖，公民的健康水平在世界排名前列。2016 年澳大利亚医疗卫生方面的总支出占全国 GDP 的9.6%，人均卫生费用为 4 708 美元，低于美国、德国和荷兰等国，澳大利亚的医疗卫生一直是"低投入、高产出"的典范。1984 年澳大利亚通过了《全民医疗保障法》建立的澳大利亚全民医疗保险（medicare）制度，高投入和完善的医疗保障制度使澳大利亚成为世界上高福利的国家之一。根据《全民医疗保障法》规定，所有澳大利亚公民、永久居留者以及与澳大利亚签订了医疗互惠协议的公民才可享受全民医疗保险提供的福利，如全免费的公立医院急诊、门诊和住院医疗服务，免费或部分补贴的私人全科和专科医疗服务，补贴的社区私人药品服务，全免费的病理检验、影像检查和治疗服务等。政府负担全部卫生服务开支的 67%，其余的卫生支出由病人自付，或者由私人医疗保险支付。

1. **澳大利亚家庭医生的产生与沿革**　澳大利亚的医疗卫生服务体系由四部分组成，分别是综合医院、专科诊所、社区卫生服务机构和全科诊所。社区卫生服务机构和全科诊所是两个独立的服务系统，但两者共同承担初级卫生保健，起到"守门人"的作用。在澳大利亚，全科医生是初级卫生保健服务的提供者，截至 2017 年，澳大利亚全科医生总人数为 35 942 人，每万居民拥有 14.5 位全科医生，全科医生队伍占到了现有医师总量的 45%，高于 OECD 国家 30%。全科医生提供一般的医疗保健、计划生育、咨询、诊所里的小手术以及预防性服务，包括计划免疫、给病人提供建议和开具药品处方，他们还承担大部分病理学和放射检查。有些全科医生尤其是农村地区的全科医生，还开展部分手术，如阑尾炎手术。

社区卫生服务机构范围较广，包含了社区卫生服务中心、辅助医疗康复诊所（包括提供物理治疗、康复、饮食指导等服务的诊所）和药店。对于有慢性和复杂医疗需求的病人全民医疗保险还可为其支付保健辅助人员的费用。这些保健服务人员涉及物理治疗师、心理医生、营养师、职业理疗师等。病人首先需从这些全科医生处获得转诊许可，并且需要全科医生为其制定"特殊护理计划"，用以证明病人的慢性病病情和复杂医疗需求确实需要接受辅助保健类服务。社区卫生服务中心是 20 世纪 70 年代由联邦政府出资在全国建立，后来交由州政府负责管理，但在此之前澳大利亚全科医生已经存在很长时间，并且有很强的影响力。因此，在社区卫生服务中心建设之初遭到了全科医生的反对，全科医生作为私营业主自负盈亏，他们认为社区卫生服务会抢占市场，从而削减收益；与此同时，全科医生也不愿受雇于公立的社区卫生服务机构，基于各州政府无奈作出调整和妥协，也就形成了如今的全科医疗服务与社区卫生服务分离的局面。且由于这种特殊的格局，澳大利亚的初级卫生保健一直面临着服务碎片化和协调困难等问题。

2. 家庭医生的执业情况　澳大利亚绝大多数全科医生是自由职业者，以私人医生的方式注册协议，可以选择自己单独开设门诊或者和多名全科医生合伙开业，或由公司运营设立诊所。全科诊所一般由 1~10 位全科医生、1~2 位接待员、1~2 位护士和 1 位诊所经理组成。与欧美国家的全科医生执业方式类似，一部分全科医生与医疗集团或医生集团签订合同，由集团管理，或者是与公司签订服务合同，比如为公司职员健康体检。另有一部分全科医生以固定领薪方式受雇于联邦、州和地方政府。澳大利亚的全科诊所规模普遍大于其他发达国家，与其他发达国家趋势相同，全科诊所都在朝着规模化方向发展。如与牙科医生、药师等一起建立服务联盟，服务内容一般包括门诊咨询、针灸、疼痛门诊、病理诊断、药房服务等。其中，药房属于独立机构，可能在诊所内，也可能在诊所外，但均与诊所无利益关系，即执行严格的医药分家体制。政府规定的全科诊所的营业时间是周一到周五的 8:00~18:00，周末是 8:00~12:00，由于大多数的全科诊所是私人机构，营业时间可自行延长。在澳大利亚个人可自由选择咨询的全科医生，没有规定只能签订一名全科医生或签订某一全科诊所，公民可以凭借医疗保险卡在任意一个全科医生处就诊，也可以向不止一名医生进行咨询。澳大利亚病人与医生之间不存在"注册"或"签约"维持的契约关系。限制病人选择的因素可能包括诊所的地理位置是否可及、支付自付费用比例是否能够接受等。

全民医疗保险针对全科诊所设置有"全额支付"的支付方式，让病人通过全额支付时，仅需要刷自己的医疗保险卡并填表，不再需要自行支付任何费用，而全科医生则会根据病人的刷卡记录，从全民医疗保险处获得一笔补偿，补偿的标准是根据病人的门诊咨询服务时间长短和内容决定。

澳大利亚大部分国土面积属于农村和偏远地区，城市和农村地区的全科诊所在业务范围和可获得的配套资源等方面存在显著差异，相对于城市医生而言，农村地区的全科医生需要提供更多的住院医疗服务、工作时间外服务、公共卫生相关事务、紧急服务以及慢性病的诊疗业务。因此，除了一般的全民医疗保险诊费外，政府还会给乡村医生补贴，鼓励医生在农村和偏远地区行医。

澳大利亚医疗服务利用数据显示，全科医生作为健康"守门人"，其服务利用率非常高，2016—2017 年 15 岁以上公民中有 83% 的人去全科医生处看过病，48% 的人去看过牙科，36% 的人看过专科；全科医生承担过大部分的门诊，他们接触的 100 名病人中只有 8.3 名转到了专科医生处；此外他们也开过很多处方药，总体处方率为每 100 名病人开 103.4 个处方，主要是抗生素和镇痛片。澳大利亚一直将医生服务的可及性作为衡量初级卫生保健服务质量的关键指标。目前，全科医生主要是在诊所等待病人上门就医，提供被动式的医疗保健服务。除提供常规医疗服务外，全科诊所还提供有夜班门诊、工作时间外及家访服务。2017 年全科医生家访服务量已经达到了 2013 年的两倍，由此可知全科医生服务的可及程度亦体现出"以病人为中心"的发展趋势。

（四）德国家庭医生的起源

德国是社会健康保险最为健全的国家之一，健康保险覆盖全体合法公民。强制性的健康保险由两部分独立组成。一是公认的法定健康保险（SHI），由疾病保险基金负责提供，疾病保险基金是医疗服务的支付方和购买方，截至 2016 年，全国共设有 118 个疾病保险基金组织。二是私立健康保险，由私人保险公司提供。当前德国有 86% 的人口由 SHI 覆盖，11% 的人口被私立健康保险所覆盖。2016 年卫生支出占全国 GDP 的 11.3%，仅次于美国和瑞典，人均医疗支出高达 5 551 美元，在 OECD 国家中排名第五。随着近年来人口老龄化不断加剧，享受保险的退休人员比例不断上升，这一现象对德国现行的社会保险制度带来了严峻的挑战。

与我国现存的分级诊疗情形相类似，德国的卫生系统也未执行严格的"基层首诊"制度，但与我国医疗服务模式最大的区别在于，德国的医疗服务体系实行严格的功能分离，即门诊住院双轨制，医院去门诊化，门诊医疗全部由私人诊所负责。德国 2004 年开始推广"家庭医生服务模式"医师合同，与我国正在构建的家庭医生签约制度有异曲同工之处，即以家庭医生签约模式为手段，促成分级诊疗的形成。

在德国，"家庭医生"的概念实际上涵盖了全科医生、家庭内科医生和儿科医生。从 20 世纪 90 年代开始，德国的全科医生队伍逐渐萎缩，到 2002 年私人诊所医师仅占 30%，随后社会法案规定医生在执业时必须在家庭医生和专科医生身份中选其一。由于大量的内科、儿科医生加入，整体家庭医生队伍规模有所扩充。在所有私人诊所执业的医师中，在 2012 年家庭医生与其他专科医生的比例已达到 1：1，随后基本保持这一稳定的比例。

在德国卫生服务体系功能分离的前提下，医院主要接纳住院病人，一般不设置门诊服务。门诊服务主要由私人诊所提供，因此病人在非急诊状态下只能选择到私人诊所就诊，也就自然形成了"诊所首诊"的制度。同时，开业医生执业的另一个显著特点：根据人口、地理等因素规定不同地区私人诊所的分布数量与基本资质标准，达到标准的医生方可申请在该区域内开业获得收入。

私人诊所分为两类，一类是由家庭医生开业的全科诊所，另一类是由专科医生开业的专科诊所。约 60% 的私人诊所是单人独自开业，25% 的诊所由两人合伙开业。大多数开业医生会雇佣医生助理、护理人员和其他非专业人员。总体上，全科医生数量及家庭医生开业的诊所数量均略少于专科诊所，全科医生与内科医生及其他专科医生存在着竞争关系。

在德国，家庭医生的执业场所也可以延伸至医院，尤其是在医疗资源相对紧缺的边远地区。部分综合医院医生获批可以在私人诊所内提供门诊服务，作为私人医生为病人提供社区和家庭医疗保健服务。同时也有一部分诊所医生是可以获权提供住院医疗服务，部分开业医生与医院签订合同，其内容包括在医院安置床位、建立双向转诊关系等。

（五）荷兰家庭医生的起源

荷兰国土面积不大，但人口相对稠密，荷兰的医疗卫生支出在欧洲国家中位居前列。2017 年发布的"欧洲健康消费者指数"显示，荷兰的医疗系统连续 6 年被评为欧洲第一。荷兰实行的是社会保险制度，与其他国家的社会健康保险有所不同，荷兰的社会保险是由私人保险公司承担运营，目前有 4 家医疗保险集团覆盖全国 90% 的保险市场。自 2006 起，荷兰开始实施全国统一的健康保险计划，废除由私人保险覆盖高收入人群的筹资渠道，实现社会保险全覆盖。与此同时，社会保险性质由公转私，参保居民可以自由选择保险公司。成年公民必须购买强制性健康保险，雇主与雇员各承担 50%，儿童则由政府全额补偿，健康保险的福利内容涵盖全科医生医疗、妇产科护理、医院医疗、家庭护理、药店服务和精神健康服务。其中全科医生咨询费、妇产科家庭护理及 18 岁以下儿童的医疗服务全额报销，其他服务则设置有起付线，标准为 385 欧元；社会保险通常不涵盖眼科或口腔服务，这部分医疗服务一般由病人自行购买的医疗保险来覆盖。

荷兰的卫生体系由四部分组成。一是公共卫生，主要涉及职业医疗卫生、青少年医疗保健机构及市政公共健康服务；二是初级卫生保健，主要由全科医生执业的全科诊所提供个人医疗与预防服务；三是专科门诊及住院，由综合医院和大学附属医院的专科医生提供；四是长期照护，涉及机构、养老院、社区及家庭式照护服务。初级卫生保健的提供者包括全科医生、理疗医生、药师、心理医生及助产士。为了保障全科医生作为初级卫生保健及整个卫生系统基石的重要性，2012 年荷兰卫生、福利和体育部联合全科医生协会出台政策，旨在强化全科医生在社区卫生服务体系中的核心作用及守门人地位。荷兰全科医生实际上承担了双重守门人的角色，不仅作为门诊医疗的守门人，还作为急诊医疗的守门人。门诊医疗的守门人：与英国的全科医生制度类似，荷兰居民也需要在全科医生处注册，同时享有自由选择、随时更换全科医生的权利。社会保险要求参保人无论在何种情况下，必须通过全科医生转诊才能利用专科服务，否则保险公司将不予报销。对于购买了自愿补偿性私人保险的病人来说，即使私人保险公司会对转诊凭证作要求，但在实际支付补偿时却很少要求他们提供转诊单以对转诊的真实性采取控制措施。因此荷兰也存在一定比例的病人，不通过全科医生转诊而直接利用专科医疗服务的情况。急诊医疗的守门人：主要由"全科医生值岗服务"实现，它设有全国统一的医疗咨询服务热线，病人在遇到紧急医疗需求时，需要打电话给值班医生。值班医生是由荷兰各市级层面规划组织的全科医生，值班和工作地点称为全科医生站点，在全国范围内共设有120余个全科医生站点。几乎所有的全科医生都要参加全科医生值岗服务，全科医生执业注册要求每年必须提供不小于50小时的值岗服务，同时政府会按小时支付给医生值班费。这些站点一般设定在综合医院附近，工作时间为17:00至次日的8:00，站点内有专职助理负责接电话和分诊，助理会在全科医生指导下给出建议或安排站点，提供向全科医生进行电话咨询或出诊等服务。医生负责对病人作出诊断，病人是否需要到医院接受急诊服务，随后站点医生会再将病人信息反馈给其注册的全科医生。

总之，各国实行的卫生保健制度存在很大差别，依赖不同的医疗保险制度，但都不同程度地实现了基层首诊制，有序就诊成为卫生服务程序的常规。以初级卫生保健作为医疗卫生服务体系的基石，在发达国家运行已经十分成熟。各国在建设和发展全科医生制度过程中有许多相同的做法，如制度保障、投入机制、全科医生培训及准入等方面。总体来讲，发达国家全科医生制度有四大共性：一是通过制度和立法建立布局清晰、分工明确的医疗卫生服务体系，实行严格费用控制措施；二是医疗保险政策保障对全科医疗的稳定投入；三是家庭医生自由执业，即公共合同型的医疗服务供给模式；四是具有完善的全科医生质量保障体系。

二、我国家庭医生的起源

（一）我国家庭医生产生的背景

随着经济社会和现代医疗技术的发展，人民生活水平不断提高，对医疗服务的需求和健康的追求不断增加，人们不再简单地以医疗费用高低和是否方便就医为主要考虑因素，而是更加注重医疗技术服务态度、就医环境和医疗保险报销方式及比例等。以医院和疾病为主的医疗卫生服务方式，已经不能满足人们对健康的追求，无法适应现代化发展的需要。人民健康是民族昌盛和国家富强的重要标志，加强基层医疗卫生服务体系和全科医生队伍建设，不仅反映了居民对获得综合、连续、协调卫生服务的客观要求，也是建立有序卫生服务秩序，提高卫生系统效率的必然要求。

目前我国虽然已建成由医院、基层医疗卫生机构、专业公共卫生机构等组成的覆盖城乡的医疗卫生服务体系，卫生服务的可及性、公平性、有效性得到显著改善，但制约卫生服务体系协调高效运行的关键问题仍然存在，卫生和健康领域的不平衡、不充分问题仍较突出。

一是医疗卫生服务需求与供给之间的不平衡、不充分。随着我国医疗保障制度逐步完善，居民健康意识不断提高，居民健康管理需求不断释放，医疗服务供给仍无法满足现实需求。

二是城乡之间、地域之间的医疗资源、卫生费用及业务发展的不平衡。市场经济的逐利和聚集效应，导致高新技术与先进设备集中在经济发达地区、城市大医院，城乡居民在卫生服务利用和健康水平方面仍存在明显的差距。同时，地域之间经济发展水平和对建设健康中国实施能力的差距，也导致了卫生服务体系建设与医疗改革的进度和效率的地域差距。

三是基层医疗卫生机构人才队伍短板问题突出，各级医务人员医疗能力仍有差异。大多数基层医疗卫生机构医务人员仅能承担简单的诊疗工作，难以履行以预防为主的健康管理服务责任。强化基层卫生服务能力，旨在促进建立有序的就诊秩序，推进基层医疗卫生机构能够在三级卫生服务网中有效履行管理职能，转变医疗资源和病人过分集中在城市地区大型医疗机构的诊疗现状，提升医疗卫生体系整体运行效率。

2015年9月国务院办公厅印发《关于推进分级诊疗制度建设的指导意见》，为新常态下深化医改、建立中国特色基本医疗卫生制度，制定出详细的行动方案，强调要以强基层为重点，完善分级诊疗服务体系，通过医疗卫生服务体系布局调整和各级各类医疗机构的功能完善，加强医疗资源的合理配置，建立基层签约服务制度，形成"基层首诊、双向转诊、急慢分治、上下联动"的分级诊疗模式。2016年5月国务院医改办、国家卫生计生委等7部门印发《关于推进家庭医生签约服务的指导意见》，提出促进基层首诊、分级诊疗的基层医疗卫生服务路径，标志着我国全科医生制度建设由探索转向全面推进。

家庭医生签约服务是现代化背景下满足居民对医疗服务需

求和健康追求的重要举措，是推进分级诊疗制度的关键，是破解"看病难、看病贵"问题的突破口。家庭医生签约服务要求家庭医生根据签约居民的健康状况和需求制定健康管理服务方案，对社区居民生命周期进行全程跟踪；将诊疗服务健康管理从病人延伸至亚健康人群和健康人群，做到防治融合；实现从关注疾病到关注健康的转变，促进家庭医生与居民建立连续的、密切的服务关系；着力解决居民"看病难、看病贵"的难题。

（二）我国家庭医生的初步发展

我国家庭医生签约服务是在借鉴西方发达国家经验的基础上，结合国内实际情况，因地制宜，在不断试点和探索过程中建立和发展起来的。其发展过程大体分为三个阶段：

1. 自行探索阶段 2009年3月《中共中央国务院关于深化医药卫生体制改革的意见》和国务院《医药卫生体制改革近期重点实施方案（2009—2011年）》相继出台，在这些政策文件的鼓励下，国内部分城市开始试点探索家庭医生签约服务。2009年深圳市出台《深圳市家庭实施家庭医生责任制项目试点工作方案》，提出探索实施家庭医生责任制试点，建立依托社康中心以健康管理为主要工作内容、家庭医生为责任主体、与居民签订医疗服务契约关系的新型医疗保健服务模式。由社康中心负责签约工作，居民自愿选择家庭医生注册登记以及个性化服务项目，并签订服务协议。签约居民及其家庭成员可以通过电话或网络进行登记预约，在预约时间内到社康中心找家庭医生看诊，也可以预约家庭医生上门服务。根据合同条款，家庭医生为签约家庭提供常规体检服务、一般疾病诊疗服务，为重点人群提供预防保健和家访服务，为有需要的病人提供三级医院专家特荐和转诊服务。

2010 年，北京市率先在全国提出家庭医生服务模式，并在东城区、西城区、丰台区开展试点工作。北京市家庭医生服务工作的核心是由社区卫生服务中心组建全科医生、预防保健人员和社区护士服务团队，在充分告知、自由选择、自愿签约、规范服务原则下，与居民签约，建立签约服务关系；为签约对象提供健康和慢性疾病管理服务，针对居民个体健康状况，将常住居民分为健康人群、高危人群、慢性病人群和特殊人群 4 个种类，为不同种类的群体提供具有针对性的家庭医生服务套餐。2010 年 8 月上海市首次提出将全面推行建立家庭医生制度，2011 年 5 月在长宁区、闵行区等 16 区（县）开展家庭医生签约服务试点工作，组建以全科医生为核心，公共卫生医生、社区护士、志愿者为辅的家庭医生团队，与居民开展稳固的医疗契约服务关系，为签约居民提供防治结合的基本医疗和个性化的健康管理服务。

总体上看，这一阶段各地的家庭医生签约服务工作处于起步探索阶段，没有本土经验可以借鉴，只能根据本地实际情况先行试点，居民对家庭医生签约服务的知晓率很低，整体签约率和覆盖率也不高，提供的签约服务比较简单。如 2010 年深圳市 22 个试点的社康中心仅有 400 户签约，且大部分是在深圳政府启动力推的 1 个月内签订的，随后签约者锐减，有的社康中心签约率不到 3%，成效最好的试点区域覆盖率也仅有 7%。

2. 试点阶段　2011 年，国务院出台《关于建立全科医生制度的指导意见》，首次提出实行家庭医生签约服务是我国医疗卫生服务的发展方向。2012年，在全科医生执业方式和服务模式改革试点工作方案的指导下，我国启动了全科医生和社区居民的签约服务试点工作。2013年，中共中央《关于全面深化改革若干重大问题的决定》明确提出，建立全科医生和居民契约服务关系。2015年，国务院办公厅《关于进一步加强乡村医生队伍建设的实施意见》要求探索开展乡村医生和农村居民签约服务工作。为响应国家关于开展全科医生与居民签约服务的相关文件精神和相关部门的任务要求，部分省市在借鉴上海、北京、深圳等地经验的基础上开展试点。

在这一阶段，家庭医生签约服务呈现出快速发展的趋势。一是在国家政策的倡导下，在深圳市、上海市、北京市等先行探索试点经验的基础上，越来越多的省市和地区开展试点家庭医生签约服务，提供的服务内容也越来越丰富；二是随着家庭医生签约服务政策的执行与政策宣传，越来越多的群众开始关注家庭医生签约服务，对签约的知晓度和认知度提高；三是家庭医生签约服务范围逐渐扩大至农村地区；四是签约人数、签约覆盖率都不断上升。

3. 全面推广阶段　为贯彻执行《关于推进家庭医生签约服务的指导意见》，2017年4月13日，国家卫生计生委在上海市召开全国家庭医生签约服务现场推进会，推广上海市北京市、江苏省等地的实践经验。2017年5月，国家卫生健康委出台《关于做实做好2017年家庭医生签约服务工作的通知》，从此我国家庭医生签约服务在我国进入全面推广阶段。各省市纷纷出台相关政策文件，在充分试点的基础上全面推广家庭医生签约服务。我国签约家庭医生服务实践效果发生了比较显著的改变，家庭医生签约服务规范有序，主要表现在两个方面：一是医疗卫生服务方式发生了根本性的转变。家庭医生签约服务不仅转变了居民就医观念和就医行为，同样也改变了医生的诊疗观念和行为。以前医生只需要在群众生病时为他们治病，治病时只见病人不见人，只注重对病人身体疾病的治疗，而忽视心理健康的诊治。通过家庭医生签约服务，医生与居民形成长期的、稳定的、持续的相互信任的医疗服务关系，不仅在居民生病时为居民治病，在居民未生病时也为居民提供健康管理服务，医疗服务方式实现了从只关注疾病到关注健康的转变，体现了防治结合的健康管理理念。二是家庭医生团队规模逐渐变大。家庭医生团队最初由全科医生、社区护士或公共卫生医生组成，一些地方通过"结对子"的形式将专科医生纳入，健康管理师、中医师、志愿者等也逐渐被纳入团队。

（曹燕娟）

第 二 章

家庭医生服务
发展现状

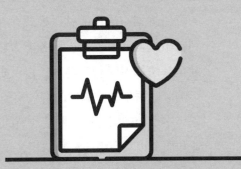

20世纪80年代我国提出了全科医生、社区服务等概念，新一轮医药卫生体制改革以来，我国整体医疗服务水平得到提升，但基层医疗卫生服务能力不高、就医秩序不合理、人均医疗费用快速增长等问题逐渐凸显。为加强全科医生队伍建设，积极推动家庭医生签约服务工作，健全基层医疗卫生服务体系，相关部门颁布了一系列政策文件。2009年《中共中央国务院关于深化医药卫生体制改革的意见》提出尽快实现基层医疗卫生机构都有合格的全科医生；2016年，国务院医改办等发布《关于推进家庭医生签约服务的指导意见》，推行家庭医生签约服务，促进基层医疗卫生服务模式的转变。随着相关政策的陆续出台，家庭医生签约服务在2017年进入全面实施阶段。党的十九大提出，实施健康中国战略，以人民健康作为民族昌盛和国家富强的重要标志，顺应老龄化和慢性病逐年增加的趋势，给予我国居民全方位、全周期健康服务。政策的逐步落实，使家庭医生签约率以及居民的健康素养逐渐提高。

目前，家庭医生签约服务存在区域差异，家庭医生签约服务面临履约质量不高、居民认知度以及认可度不高等问题。家庭医生政策参与主体之间的冲突也较为突出，主要表现为政府的意愿规划与居民的就医模式存在差距、上下级医院之间存在利益争端。同时，基层服务能力较低、利益分配与补偿机制不健全、法律保障相对薄弱，以及资源配置不均衡、不充分，也影响家庭医生签约制度的有效实施。

本章梳理家庭医生制度成熟的国家在家庭医生培养准入、执业与服务以及保障与激励的相关政策，并总结我国家庭医生服务发展现状、特点和不足，以助力家庭医生签约服务深入推广。

国外家庭医生服务发展现状

一、家庭医生培养及准入

开展家庭医生服务能提高国民健康水平，实现卫生服务普及、公平，被 WHO 赞为"最经济、最适宜"的医疗卫生保健服务模式。高水平的家庭医生队伍是实行家庭医生签约服务的基础。医学教育是培养高质量家庭医生团队的重要方式，国外已形成较为完整的教育体系，教学目标明确，培养标准规范，注重培养质量，具有雄厚的师资力量和严格的导师带教制度。通过长期的专科培养、严格的多轮考核以及持续的继续教育，国外全科医生业务水平和服务能力较强。

1. **英国模式** 英国的医疗制度由社区全科家庭医生构成的基础医疗、专科医生和专科医院构成的医疗网络组成。英国公民必须签约一位家庭医生，登记注册后，才能享受 NHS。家庭医生定期收取一定的费用。家庭医生并不是政府人员，他们可以各自开办诊所，也可以联合成一个组织，他们需要用各种方式来吸引居民，签约更多的居民。

登记的家庭医生所在的诊所应是病人生病时首先选择的定点服务机构，英国的家庭医生首诊负责制是成熟完善的"守门人"制度。

英国医疗保健费用实行总额预算和按人头预付制，每年由国家税收支付。每名家庭医生可为 2 000 名居民提供服务。英国政府允许居民可以在一定时期内更换家庭医生，督促家庭医生提高服务质量，以保证人头支付部分不会流失。家庭医生成功推行具有以下原因：首先，政府投入力度大。其次，推行过程具有严格的法律保障。英国是实行家庭医生制度最严格的国家之一，居民的就医行为受到法律的约束，在强有力的法律保障下，家庭医生与专科医院建立起稳固的"双向转诊"机制。再次，具有较为完善的调解机制。NHS为索赔人、病人及其家人提供了一个平台，以帮助病人调解矛盾，倾听病人及其家人的要求。最后，向基层倾斜的综合制度确保家庭医生有足够的动力为居民提供优质服务。为了保证服务质量，英国规定每个家庭医生管辖的居民数量不得超过2 000人。考虑到家庭医生有可能排斥高风险人群，NHS提高了老人和儿童的人头费标准。

在各种制度的保障下，家庭医生在英国成为受人尊重的职业，收入水平略高于专科医生。在英国，人们通过5年医学本科课程、1年临床实践、1年全科医学课程、3年全科培训、1年全科诊所实习，才能取得全科医生执业资质。通常由5～6名全科医生联合开设全科诊所，配备2～3名护士、7～8名接待助手。目前英国约有全科医生3.5万人，平均每位全科医生管理约1 800名居民。

2. **美国模式** 美国家庭医生服务内容包括：普通疾病的诊疗、伤害评估；慢性疾病预防保健及治疗指导；健康教育及健康评估；预防保健、妇幼保健、老年护理保健；儿童营养、安全行为指导等。

美国社区卫生服务中心的资金主要来自各级地方政府补

贴、医疗补助，各种医疗保险。通过签订合约，家庭医生可在医院及社区享有病床或病区，亦可以使用社区医院的医疗设备。经家庭医生转诊至医院住院病人的治疗方案由家庭医生和医院医生共同商定，使得社区卫生服务与医院服务有序连接，家庭医生的业务水平不断提高。

通常，高中毕业生经过四年的大学教育后方可报考医科院校；获得医科院校学位后，向举办家庭医生培训项目的医院申请家庭医学住院医师培训；培训年限为三年，前两年在医院参加培训，最后一年在社区诊所参加培训；培训全部结束后，参加由专业机构（美国家庭医生学会）制定的统一标准考试，获取家庭医生资格培训证书，获得证书后还要在医学院校进行职业化教育，并且贯穿整个医生职业生涯；同时，还要参加国家组织的每 6 年一次的认证考试，合格后拿到注册执业医师资格证，方可继续执业。

3. **加拿大模式** 加拿大实行家庭医生首诊，家庭医生可以单独行医，也可以以小组、团队的形式行医。居民可任意选择家庭医生为自己和家人服务，每位家庭医生服务人群五六百人。诊所是家庭医生开设的，家庭医生的服务付费方式主要为按服务支付、按固定工资和按人头支付费用。加拿大各省政府定期监控医生的收费，将同类医生的收费对比，发现哪个医生收费过高，就会要求其给予解释。学生要经过四年的本科教育，毕业后参加医科院校入学考试；经过四年医科院校学习，毕业后通过医师资格考试，同时被医师协会推荐，方能成为家庭医生。家庭医生执业后每年仍要定期参加国家统一的培训和考试。

4. **古巴模式** 古巴医疗卫生投入约占 GDP 的 10%，从 1984 年开始在农村实行家庭医生制度，20 世纪 90 年代推广至全国。1 名家庭医生大约服务 120 户居民，成为人均家庭医生数最多的国家。古巴所有的医生都是政府雇员，不允许私人开医院及诊所。家庭医生的主要工作内容为：一般疾病的诊疗；定期进行卫生保健宣教；建立家庭健康档案及定期给居民体检；帮助解决居民的居住环境卫生和饮水卫生问题；同上级医院双向转诊，跟踪病人治疗。

虽然收入处于中低水平，古巴的医疗水平却达到了世界前列，实现这一成果的原因在于实行全面覆盖的家庭医生制度。2010 年古巴每千人拥有的医生数量是 6.7 名，美国是 2.4 名，古巴家庭医生的负担较小，能够优质地完成医疗服务。此外，古巴历来重视医学教育，并利用免费教育的方式迅速扩大医疗卫生领域的人力资源，全国医务人员的专业结构和水平分布都可以控制。古巴成功推行家庭医生服务的原因主要有以下三点：首先是政府控制医疗供给。古巴政府重视公共卫生的发展，认为每个公民都有免费获得预防、治疗的权利。在这样的背景下，古巴实行医疗供给公有制，公共卫生的开支完全来自国家税收，禁止私人控制医疗供给行业。其次，古巴家庭医生网络健全。古巴家庭诊所直接设在居民社区里，网络以社区为中心，覆盖周围的住户和家庭。医生的住处就在诊所附近，方便出诊，医患便于交流和建立亲密的关系。在家庭医生网络中，一般由 15～40 个家庭医生组成联合诊所。家庭医生们相互配合，对不能准确诊断的病人联合会诊，在必要时将病人转诊到上一级医院。家庭医生会为居民建立个人档案，记录个人的身体状况、用药史、居住地址等，对居民进行日常保健工作，例如进行定期体检和开展讲座。最后，古巴实行严格的医学教育制度。家庭医生需要经过严格的考核：医学院的医学生在接受完 6 年的医科大学教育后还要接受 3 年的专科医生教育，在校期间全面掌握各类医学知识，包括内科、外科、妇科和儿科等；毕业后要接受国家的分配，进行 2～3 年的基层工作；在成为家庭医生后，还需要每周进行培训，不断提升自己的业务水平。另外，古巴对家庭医生的思想素质要求极高，要求他们对病人抱有崇高的感情，尽可能地服务好每一位病人。在这样的教育背景下，古巴的家庭医生具有极高的素质，医疗技术堪称一流。

5. **澳大利亚模式** 澳大利亚居民在专科医生处就诊须由全科医生开转介信。在澳大利亚，成为全科医生的难度和所花时长在所有专业中名列前茅，学生需先通过 6 年（本科）及 4 年（硕士研究生）医学教育，再进行 1～2 年（实习医师）及 2～4 年（住院医师）培训获得注册医师资格，最后经过 3 年全科医生培训考核，才能获取全科医生资格。全科医生继续医学教育具有强制性，规定注册行医的全科医生每年须参加一定时间、指定层次的学术研讨和会议，每年有 4 周左右时间进行脱产培训，每 3 年须通过继续医学教育考核和评估，通过后才能继续注册执业。病人有自己稳定的全科医生，生病首先要去附近社区找全科医生看病，由全科医生进行初步诊断。在全科医生认为需要进一步确诊时，才会开出转介信，让病人转诊。

6. **德国模式** 全科医生开保健诊所供不应求，一个德国全科医生真正"出师",相比英国和澳大利亚,耗费的时间更长。只有最优秀的高中毕业生才有资格学习医学,即便是进入大学,超长的专业学习时间和较高的淘汰率都使毕业难度增加。成为全科医生,则需要在大学6年毕业后进行长达5年的职业培训(包括在大医院3年的轮转学习和在全科诊所的2年培训),考试合格后,才能取得全科医生资质,进而满足开保健诊所的条件。继续教育阶段,德国全科医生还要历经60个月专科培训、36个月临床培训、24个月家庭医生诊所见习、80小时心身医学学习。

健全的家庭医生培养体系的建立不仅包含全科医学培训,还包含充足的财力支持。如通过法定的财政拨款,提供稳定的财力保障,英国卫生部每年根据注册的全科医生总数,统筹英国国家医疗服务体系(NHS)基金预算,涵盖全科医生的薪酬及培训费用,并以立法的形式规范基金的使用。

二、家庭医生执业与服务团队

家庭医生是高质量初级卫生保健的提供者,是维护健康的守门人。家庭医生的执业及服务方式直接影响服务提供的绩效和居民切身感受。随着医学模式正从传统的生物医学模式向生物-心理-社会医学模式转变,家庭医生的执业理念与方式、服务方式也在不断变化;从以疾病为中心向以病人为中心转变,从传统的个体执业向跨学科的团队服务过渡;执业方式更加灵活多样,服务质量和效率不断提升。目前,许多发达国家和地区的家庭医生制度已经较为完善,而我国家庭医生制度建立起步较晚。全面了解发达国家和地区家庭医生的执业方式、服务方式及其变化趋势，对于发展和完善我国家庭医生执业制度具有积极的借鉴意义。

（一）家庭医生执业

1. **雇佣关系**　自雇为主与多种雇佣形式并存。

雇佣关系是影响家庭医生执业的一个重要内容，不同的雇佣关系决定了不同的支付方式，从而对医生执业行为产生不同的影响。多数国家和地区家庭医生雇佣关系以自雇为主，与政府或保险公司通过签订协议并采用购买服务的方式进行支付。如英国大部分家庭医生是私人行医者，既有全职也有兼职。美国家庭医生多是自雇型的全职医生，采取自我私人管理，依据市场规则办事。大多数家庭医生每年平均工作 48 周，每周平均工作 53 小时，其中 43 小时直接面对病人提供服务。加拿大的家庭医生也多私人开业，他们或拥有自己的私人诊所或为私人诊所打工，也是通过签约方式向居民提供服务。德国、法国的社区卫生服务也主要由私人诊所提供，为全职的门诊服务，通过医疗保险支付获得报酬。目前，也有些国家和地区家庭医生受雇于政府、医院、其他非营利性组织或私人诊所，领取薪资。如印度和古巴等发展中国家，家庭医生主要是政府雇员，领取政府工资，并在社区卫生服务中心工作，与我国家庭医生身份较为相似。

2. **执业方式**　自由多点执业为主，固定执业为补充。

执业方式主要是指家庭医生是否可以自由选择执业地点以及是否可以进行多地点执业。大部分国家和地区的家庭医生，都可以自由选择执业地点，且可以进行多点执业。在英国，家庭医生可以在医生相对缺乏的区域和每千人口 0.42～0.48 名医生的区域内自由选择行医地点，否则就要进行不同形式的资格审批；出于医疗质量安全责任考虑，英国不允许家庭医生进行多点执业。加拿大、德国家庭医生行医执照由所在地（州）的主管机构颁发，在本地有效，如果医生要跨州行医，需要向目标州提出申请。加拿大有些家庭医生在社区的医疗中心工作，也有的在个体诊所、医院、社区卫生中心等不同地点分时间工作。法国、美国政府也不对医生的执业地点做强制性规定，家庭医生可以自由选择行医地点。在古巴，家庭医生是政府雇员，执业诊所都是政府建立的，家庭医生只能在固定的全科诊所和联合诊所工作，并直接由社区综合诊所管辖。

多点自由执业方式在合理的激励约束制度下可以促进卫生人才的流动，有利于卫生人力资源的合理配置。但如果制度设计不完善，也有可能造成大部分人才向发达地区流动，而偏远落后地区医疗资源密度下降。如法国在设计自由选择执业地点初期，制度不健全，出现人才向发达地区流动的现象，后来为了解决医疗资源地域配置不均衡问题，国家出台政策鼓励专业医疗人员在偏远地区组建工作团队；同时，对在医疗资源密度过剩地区工作的医生征税，这些税收收入用于补贴在医疗不发达地区工作的医生。

（二）家庭医生团队

1. 家庭医生服务方式 近年，国外家庭医生服务方式从单独服务向跨专业联合团队服务过渡。总体上，随着社会经济发展、疾病谱变化、居民医疗服务需求的日益多样化，家庭医生的服务方式也逐渐从单独服务向跨专业的团队联合服务过渡，且不同的卫生体制下建立了不同的转诊制度。如国民卫生服务体制下的英国，在 20 世纪末家庭医生单独行医者已不足 10%，家庭医生诊所一般是由家庭医生、诊所护士、医疗助理、诊所经理人、接待员和办事员组成。通常，诊所由几个家庭医生（又称"合伙人"）合作经营，其他人员均系雇佣人员；英国还建立了严格的基层首诊和双向转诊制度，病人必须通过家庭医生的转诊才能去看专科医生或接受住院服务。加拿大家庭医生通过跨专业团队合作进行联合执业，团队成员通常包括家庭医生、药剂师、护理师、医师助理、社会工作人员、营养专家及其他接待员等；同时，加拿大也执行严格的转诊制度。在社会医疗保险体制下的德国，家庭医生联合开业的现象非常普遍，护理人员和非专业人员一般都是开业医生的雇员；德国尚未实施严格的社区首诊制度，而是医疗保险机构鼓励社区首诊和转诊。商业保险体制下的美国早已发展为家庭医生团队联合执业的方式，家庭医生之间互相合作密切，并与护士、药剂师、心理医师、社工人员及财务人员等共同组成团队提供社区卫生服务；美国商业保险并未严格要求社区首诊和转诊，而是由居民自由选择直接接受家庭医生或专科医生的治疗。

2. 家庭医生服务特点

（1）建立家庭医生与居民签约机制：各国普遍建立了家庭医生与居民签约的机制。

（2）强制性的首诊制度以及严格的转诊制度：社区首诊制是实施家庭医生制服务的基础，只有实行社区首诊制，家庭医生才可能成为健康的"守门人"。强制性的首诊制度以及严格的转诊制度是家庭医生签约服务的制度保障。英国建立了国家医疗服务体系（NHS），这项制度具有全民覆盖、按需提供服务、国家税收付费和全民免费等特点。接受 NHS 提供的免费医疗前，英国医疗保险制度规定每位居民都必须签约一位家庭医生，具有一定强制性。英国的医院不直接接收非急诊病人，除急诊外，病人必须首先到家庭医生处就诊，只有疑难病例或病情严重的病人才会被安排住院。美国、德国、澳大利亚等国家，虽然其医疗卫生服务体制和健康保险制度有一定差别，但均实行家庭医生签约服务，而且规定凡是享受社会医疗保险或者购买商业医疗保险的居民，都必须选择家庭医生签约，从而保证首诊和转诊制度顺利实施。

（3）实行按人头预付的卫生服务经费管理模式：目前，世界上多数国家都实行按人头预付的卫生服务经费管理模式。如英国、加拿大、澳大利亚等在签约过程中均有基本签约费。英国卫生管理部门依据与家庭医生签约的居民数量和按人头购买服务，将区域内签约居民的全部医疗服务经费预付给全科医生，人均 75.77 英镑，由家庭医生全权使用和管理，卫生经费的合理结余部分按一定原则纳入家庭医生收入分配，家庭医生签约费用则与合约方式协同支付。与英国、加拿大等按人头预付方式不同，美国家庭医生无基本签约费用，居民和家庭医生签约后确定了长期服务关系，这是从服务中获取报酬的保障。在美国，保险公司代表投保人向医疗服务提供者购买服务，参保人自由选择或由保险公司分配 1 名家庭医生，保险公司则按人数将保费预付给家庭医生。同时为了能够吸引更多的居民优先选择家庭医生，美国政府采用了调整医疗费用起付线、居民自付与共付份额等经济激励手段，促使人们生病之后愿意优先考虑向自己的家庭医生寻求帮助，让其制定治疗方案。

（4）严格规范家庭医生资质：各国的家庭医生均由全科医生担任，资质审核严格。

（5）家庭医生服务项目覆盖面广：家庭医生服务基本涵盖了居民健康管理的各个方面。如英国的家庭医生为个人、家庭及社区提供便捷的防、治、保、康全方位服务；澳大利亚家庭医生主要提供医疗服务和慢性病管理，包括疾病诊断及处置、健康咨询、健康体检、转诊和家庭访视，并配合其他卫生机构开展专项工作。

（6）家庭医生联合协同服务：国家鼓励家庭医生之间，家庭医生与护士、药剂师等辅助人员之间进行协作。如德国的家庭医生联合开业提供社区医疗门诊服务的情况非常普遍；澳大利亚诊所一般要有接诊员和护士协助全科医生工作，护士承担了大量的慢性病管理工作；英国的诊所往往配备 1 名健康协调员，从事翻译和医疗辅助工作，药剂师提供用药咨询、测量血压等服务。

（7）家庭医生收入水平较高：为吸引优秀人才担任家庭医生，各国均对家庭医生的收入予以较高水平的保障。美国的家庭医生收入位于全社会前列，其收入和社会信任度超过了律师。

三、家庭医生的激励机制

1. 薪酬福利体系和支付制度　国际上医务人员的薪酬支付方式主要有以时间为基础的工资制、按服务支付制、以人口为基础的按人头支付制、按病种支付和混合制度。按人头支付和按病种支付通常被称为是预先付费制度；按服务支付通常称为后付费制度。工资制是指医生按照政府规定的时间工作，领取固定数额的工资。按服务支付是指医生根据提供给病人的服务类型和数量的不同获得不同的补偿，通常价目是事先确定的。按人头支付是指支付者按照每覆盖人头一定金额的标准支付给家庭医生，家庭医生为其覆盖人群提供相应的卫生服务，无论覆盖人群是否都得到了卫生服务，医生都可以得到相应的薪酬。20 世纪末，美国率先采用按病种支付制。它是指人们根据某个病种或病例所涵盖的全部服务数量，预先确定一个补偿价格，用来补偿医生和其他医务人员。目前，越来越多的国家通过混合的支付方式和依靠按病种支付的补偿机制来实现医疗资源的有效使用。

发达国家的家庭医生大都独立执业，因此多综合采取按服务支付、按人头支付以及工资制等形式。家庭医生薪酬支付方式影响了家庭医生愿意或者不愿意从事某种医疗行为的动机。如按服务支付可能激励家庭医生尽可能地将病人留在自己的诊所而不是转诊，而按照人头支付或工资制可能会导致不必要的转诊。大多数发达国家和地区实行基本薪酬与变动薪酬相结合的薪酬制度。其中基本薪酬占主要部分，一般根据医生年资、职称级别、职务、工作复杂程度等进行分级。大多数国家和地区医务人员获得较为稳定且水平较高的基本薪酬，基于岗位和职级的薪酬制度标准明确，不受业务收入影响；除基本薪酬外，使用各种津贴、定期的奖金、加班费以及其他形式的报酬增加工作吸引力。如英国以"岗位含金量"为基础，薪酬分配要素包括交流、技能、知识、责任等 16 项，医务人员也可通过参与教学和研究获得额外项目津贴。美国确定医生薪酬等级时，主要考虑知识、复杂性等 10 大要素，每个要素依据重要程度赋予明确的权重，其中知识的权重最高，吸引医生的通常做法包括报销学费或者提供合同奖金。其他一些国家和地区将津贴、补贴作为增加医务人员薪酬和调动其积极性的灵活手段，并且与工作量和绩效直接挂钩。

2. 各具特色的薪酬举措和做法

第一，使用"偏远系数"指标吸引优秀家庭医生到农村和偏远地区执业。农村和偏远地区受到交通状况和经济社会发展水平的限制，相较城市具有明显的缺医少药现象，这使得居民对于基层和家庭医生的需求更加迫切。因为生活和教育条件的限制，大部分家庭医生更愿意到城市社区执业，使得原本紧迫和急切的窘况更为艰难。澳大利亚为了吸引家庭医生到偏远社区工作，设置了"偏远系数"这个薪酬支付系数，按照执业地点的偏远程度大幅度提高农村和偏远地区家庭医生的薪酬待遇，以此项措施来吸引优秀的家庭医生到农村和偏远地区执业，有效保障农村和偏远地区居民的生命健康。

第二，统计居民注册保健合同的方式开展家庭医生执业考察。一些发达国家用统计居民注册保健合同的方式开展每年一度的家庭医生执业考察。目前的国际标准是根据社区卫生服务能力，对服务区域的家庭和居民合理分片，原则上每位家庭医生服务 1 500～2 000 位居民。如果居民注册人数低于 1 500 人，说明该地区居民对现有家庭医生的服务不满意，可以申请换人执业；如果居民注册人数高于 2 000 人，则说明家庭医生工作量过大，服务质量难以保证。用居民的体验去检验医生的服务质量和服务态度最准确。政府按照注册居民的数量给予补贴，如发给每个家庭每人每年 100 ~ 200 元的保健消费券，医生凭借获得的保健消费券在政府兑现。也可以根据一次门诊量给予补贴，家庭医生可以将补贴费用用于医疗、聘任相关工作人员，以及租赁房屋、设备购买等方面。

3. 经济激励　经济激励措施使用比较广泛。一方面通过支付家庭医生较高的薪酬激励家庭医生参与，保证相关卫生保健服务的顺利开展；另一方面通过支付方式来调整家庭医生的服务行为。为激励家庭医生提高服务质量，按绩效支付逐渐发展。按绩效支付是医疗服务提供者根据提前设定的医疗服务目标提供服务，而支付服务的费用将根据所提供的服务是否达到一定质量和效率的标准浮动。部分国家对此进行了积极探索，比较典型的按绩效支付项目有英国的质量结果框架、法国的改善医疗行动计划、美国责任制保健组织实施的绩效支付项目。

第二节
我国家庭医生服务发展现状

家庭医生服务作为分级诊疗的关键点，是落实医改政策的体现，是基层服务模式的转变。我国家庭医生签约服务正处于探索阶段，各地差异化较大，本部分对我国家庭医生服务发展的总体状况进行梳理，并分析我国家庭医生服务发展的主要特点和存在的主要问题，为建立统一的家庭医生制度提供建议。

一、家庭医生服务发展的总体状况

我国家庭医生服务政策体系经历了从无到有、逐渐完善的过程，国家层面制定了一系列政策层层推进家庭医生服务（表2-1）。

表 2-1　家庭医生服务相关政策文件

发文时间	发文部门	文件名称
2011 年 7 月	国务院	国务院关于建立全科医生制度的指导意见
2012 年 6 月	国务院医改办等 5 部门	关于印发全科医生执业方式和服务模式改革试点工作方案的通知
2013 年 4 月	国家卫生计生委办公厅	关于开展乡村医生签约服务试点的指导意见
2015 年 3 月	国务院办公厅	关于印发全国医疗卫生服务体系规划纲要(2015—2020 年)的通知
2015 年 9 月	国务院办公厅	关于推进分级诊疗制度建设的指导意见
2016 年 4 月	国务院办公厅	关于印发深化医药卫生体制改革2016 年重点任务的通知
2016 年 5 月	国务院医改办等 7 部门	关于推进家庭医生签约服务的指导意见
2016 年 8 月	国家卫生计生委、国家中医药管理局	关于推进分级诊疗试点工作的通知
2017 年 4 月	国务院办公厅	关于推进医疗联合体建设和发展的指导意见

发文时间	发文部门	文件名称
2017 年 5 月	国家卫生计生委、国务院医改办	关于做实做好 2017 年家庭医生签约服务工作的通知
2017 年 9 月	国家卫生计生委办公厅等	关于做好贫困人口慢性病家庭医生签约服务工作的通知
2017 年 9 月	国家卫生计生委办公厅等	关于做好残疾人家庭医生签约服务工作的通知
2018 年 3 月	国家卫生健康委办公厅	关于做好 2018 年家庭医生签约服务工作的通知
2018 年 7 月	国家卫生健康委办公厅	关于印发建档立卡贫困人口慢性病家庭医生签约服务工作方案的通知
2018 年 9 月	国家卫生健康委、国家中医药管理局	关于规范家庭医生签约服务管理的指导意见
2019 年 4 月	国家卫生健康委办公厅	关于做好 2019 年家庭医生签约服务工作的通知

目前，我国家庭医生服务现状如下：

1. 服务覆盖率与地区差异　为基本实现家庭医生服务制度全覆盖的目标，各地均积极探索，落实国家政策要求，扩大签约率。国家要求 2022 年一般人群家庭医生签约服务覆盖率达 30% 以上，重点人群需达 80% 以上。但有研究显示，虽然整体家庭医生签约率不断提高，但签约覆盖情况地区间差距大。

2. 各地区间服务形式与服务内涵　为鼓励居民签约，各地均出台一系列优先政策，主要体现在就医、转诊、用药、医疗保险等方面。如上海、成都等地签约居民均可通过预约方式优先获得门诊服务、通过绿色通道优先转诊等。一系列实用的优先服务增强了签约居民获得感，满足了居民多样化的健康需求。

但由于地区发展水平和居民需求的差异，难以实现统一的服务内容。各地区在探索中基本保证了基本医疗、公共卫生和健康管理服务，典型地区根据服务能力和需求设定了相关服务包，拓宽了签约人群。例如，青海省出台《推进家庭医生签约服务实施方案》，规定签约服务以打包形式提供，包括基本公共卫生、门诊基本医疗和个性化需求服务包；山东、广东等地的签约服务包也分为基础、初级、中级和高级服务包，拉开了服务的档次和梯度，满足群众多元化健康需求。在保证基本服务一致的前提下，部分地区从重点人群和疾病入手设定服务内容。

3. 家庭医生团队人力资源与管理模式　在家庭医生签约服务推进的初级阶段，社区面临最大的难题就是家庭医生人员紧缺。各地在探索中形成了符合地区人力资源和管理方式的团队配置，有的社区卫生服务中心（站）以全科医生为依托，有的依靠家庭医生及外包中心协同管理，还有的以全科医生及其助理组成的小团队深入开展服务，极大地解决了人员不足、任务繁重的困难。如在深圳市罗湖区，家庭医生团队涵盖了健促员、心理医生、营养师和外国高级顾问医生等，形成了为居民提供多层次、多样化健康服务的人才储备；到 2017 年 3 月，罗湖医院集团院办院管社康中心诊疗量同比增长 94.6%，辖区常住人口家庭医生签约率达到 47.4%。厦门市家庭医生团队由健康管理师和三级医院专科医生参与，全科医生根据病情需要，帮助预约相应的专科医生，提供可"三师共管"的家庭医生团队服务；全市 38 家社区中心对慢性病病人提供有效管理，截至 2016 年 6 月，糖尿病规范管理率和控制达标率均提升了 20% 以上。

二、家庭医生服务的主要特点

1. 家庭医生服务的总体特点

（1）以社区卫生服务机构为核心开展工作：我国自 2011 年正式开始在试点城市进行社区全科医生执业方式和服务模式改革。如北京市推行的"家庭医生式"服务，是以社区卫生服务团队为核心开展工作。2012 年，江苏省要求全省所有城市在社区卫生服务中心实施家庭医生制度。成都市下发了《成都市城乡基层医疗卫生机构推行家庭医生服务模式试点的实施方案》，并要求以社区卫生服务机构为中心，按辖区常住人口每 600 户家庭配置一个家庭医生团队。

（2）重点人群重点服务：如北京市要求"重点针对老年人、妇女、儿童、慢性病病人，提供 24 小时电话服务，包括常用药指导和健康管理服务"。江苏省要求"要提高 65 岁以上老年人、0～6 岁儿童、孕产妇、慢性病病人的签约率至 50% 以上"。成都市要求"试点各区县可根据当地实际情况，以残疾人、老年人、慢性病病人等重点人群为主要服务对象，依据居民的实际需求，提供个性化服务"。

（3）基本卫生服务为主，多样化服务为辅：我国要求开展的家庭医生服务内容主要是将基本医疗服务和基本公共卫生服务一体化开展，向签约居民提供以健康管理为主要内容的服务。基本医疗服务主要包括一般常见病、多发病、慢性病治疗、家庭上门服务、家庭护理、中医药服务等。基本公共卫生服务主要包括每年免费为签约家庭中的重点人群健康体检一次，并免费建立健康档案，根据评估结果作出个性化的健康指导计划。

2. 家庭医生服务中的医患关系特点

（1）医患关系的主体包括家庭医生团队和所有签约的社区居民。家庭医生签约服务模式下的医患关系主体，一方是家庭医生团队，另一方是所有签约的社区居民，不局限于医生与病人。家庭医生的服务对象不仅包括病人，还包括亚健康人群和健康人群。我国家庭医生与签约对象之间的关系没有超出医患关系的范畴。首先，广义的医患关系指医方和患方的关系，家庭医生和社区居民以家庭为单位进行签约，当一个家庭里有成员患病时，家庭医生就和以患病成员为代表的整个家庭构成了传统意义的医患关系。其次，即使签约的家庭里无人患病，按照合同约定，家庭医生仍然要向签约对象提供包括健康教育与咨询、健康体检以及预防保健在内的医疗卫生服务，提供这些服务的过程也是一系列医疗卫生活动，家庭医生与签约对象之间的关系仍可以理解为医患关系。

家庭医生一般以团队的形式和社区居民签约，这是其有别于传统医患关系的特点。家庭医生团队主要以家庭医生、社区护士、公共卫生医生为主，根据条件适当配备中医、儿保、心理咨询等专科服务人员，社区居民自由选择一个家庭医生团队签约。团队成员之间的协作与配合，团队成员自身的服务态度、沟通能力以及其职责履行情况都会对医患关系产生影响。

（2）医患关系的内容是综合性的医疗服务。医患关系的内容包括技术性方面和非技术性方面。从医患关系的技术层面来看，家庭医生服务是一种综合性、全方位的服务，这对家庭医生的服务能力和职责履行提出了更高的要求。传统的社区卫生服务以医疗服务和公共卫生服务为主，其技术层面的医患关系相对单一；家庭医生服务以契约的形式，在传统社区卫生服务基础上增加了上门服务、电话随访、免费体检、预约转诊等一系列服务。新增服务项目的主要目的是更好地实现健康管理，是传统社区卫生服务的深化，更好地体现家庭医生的角色定位。有调查显示，居民对家庭医生服务的需求以定期体检、健康咨询以及慢性病的防治为主，但实践中家庭医生服务的利用却仍是以医疗服务为主，这也从侧面反映出这种新兴模式下医患关系技术层面的复杂性。

（3）医患关系的模式是一种稳定的"朋友式"关系。受契约的约束，家庭医生与社区居民之间的关系是一种长期、稳定的关系，根据家庭医生的角色定位，这种稳定的医患关系又呈现出"朋友式"的特点。理想情况下，家庭医生与社区居民应居住在同一个社区，是一种"熟人"关系，而契约的约束则使得这种关系更加稳定。熟人关系之下，社区居民自然会对家庭医生多一份信赖，家庭医生也对居民多一份关爱，医患关系因此也多一份稳定与和谐。作为居民健康的"守门人"，家庭医生应该以社区居民的健康为中心，主动接近、关心和了解居民，不仅要了解其健康状况，还要了解其生活环境、家庭背景等与健康相关的要素，从而为居民提供个性化的服务，除给予必要的医疗服务外，还要注重人文关怀，常常安慰和帮助居民。这种角色定位完全符合全科医学"让医生与居民成为朋友"的理念，既可以缓解医患关系，又可以让医生更加深入细致地了解居民的健康状况，从而作出更好的医疗决定。

3. 主要家庭医生服务模式特点

（1）上海市长宁区家庭医生服务模式：上海市长宁区是我国首个社区卫生服务改革试点。通过对该试点的一系列探索，首次提出家庭责任医生制度和家庭医生服务两个新理念。作为家庭医生制度最早的改革试点地区，上海市长宁区通过对全科医生、全科服务团队等模式的探索，实现了基本公共卫生服务向"基本公共卫生服务＋医疗服务＋健康管理"的转型。同时该地区已在社区重点人群的签约服务和健康管理上形成了部分较成熟的服务模式；并在覆盖居住社区的基础上，探索家庭医生功能社区服务，目前主要直接面向白领和职业人群提供服务。2010年，上海市对长宁区、浦东区、徐汇区等地的试点进行总结，对家庭医生签约服务模式进行了全市推广，并在2011年将其定为上海市医疗改革的五大基础性工程之一。

服务特点：第一，服务对象不同。我国目前社区卫生服务体系以生活社区划分为基础，其服务对象多以老年常住人口、儿童、慢性病人群为主。上海市长宁区家庭医生功能社区服务对象主要为白领和职业人群，这类人群文化素质高、经济能力强，但由于工作等原因缺乏对自身健康的关注，长期处于亚健康状态，且一直属于健康管理的盲区。第二，运作架构与服务内容具有特色。上海市长宁区允许全科医生多点执业，全科医生和家庭医生助手联合打造"白领医小时"订制式全科医生健康服务项目。通过"医"学堂、"医"微信、"医"通道等手段将"治未病"理念融入其中，给白领和职业人群提供便捷、专业、高效、精准的服务。第三，服务质量管理。长宁区白领和职业人群可以通过第三方平台预约家庭医生服务，并且可对相应的服务质量和态度进行打分，平台会定期对家庭医生工作室进行考核，以确保提供优质高效的家庭医生服务。

（2）杭州市家庭医生服务模式：杭州市于2011年就开始在上城区进行家庭医生签约试点，较早开始推行家庭医生签约政策。随着2014《杭州市医养护一体化签约服务实施方案》的正式实施，家庭医生签约服务在全市开始推广。启动2个月中有700多名全科医生和253 057名居民签订了家庭医生服务协议，签约大多为老年人或慢性病病人，正是家庭医生签约政策的重点关注对象。发展到2016年，杭州市主城区有78.5万人进行2017年度的家庭医生签约，顺利达成签约人数占总户籍人口30%的目标。2018年签约条件放宽，除户籍人口外，常住人口也适用该政策。总体上来看，杭州市签约家庭医生人数逐年上升，杭州市家庭医生签约政策让民众在一定程度上得到了实惠，被越来越多人认可。

服务特点：①签约服务内容包括社区医疗和双向转诊服务、家庭病床服务、远程健康监测管理服务和健康评估服务。基本可以满足签约人群的日常需求。②签约价格。医养护一体化签约服务费为每月10元，一年120元，但签约对象每年仅承担12元，可通过医疗保险个人账户历年资金进行支付或直接现金支付。而对于60岁及以上民众、困难群体、持有残疾证人员以及优抚对象等人群实行免受服务费政策。大幅度财政补贴让越来越多的人享受到家庭医生的服务。③转诊服务。除急诊外，经家庭医生转诊至主城区范围内其他定点医疗机构就诊的，减免门诊起付标准 300 元，此举让更多人去选择家庭医生转诊服务，便利自身同时节省医疗资源。④人社部门支持。签约服务费不计入绩效工资总额，同时签约服务经费的 70% 用于家庭医生和团队，突破绩效工资限制，提高医生团队的收入。此外，将签约过程中的诊疗业绩纳入职称升级系统，开展在岗评优，适当提高医护人员中高职称的比例，激励家庭医生成员积极、主动地提供更多的服务。

（3）北京市家庭医生服务模式：北京市在 2010 年率先在全国开展家庭医生服务，到 2014 年，在总结西城区德胜社区和丰台区方庄社区服务模式经验的基础上，形成家庭医生服务推进的指导文件。北京市基本形成以主动和责任为基础的四级管理模式，同时增加五项个性化服务的工作特色，为签约居民提供连续及时的健康服务。所有居住在北京市的居民都可与附近的社区服务中心签约，无户籍限制，服务费由医疗保险基金、基本公共卫生服务经费和签约居民个人承担。到 2017 年 7 月底，家庭医生签约人数达到 760 万，占常住人口的 35%。

服务特点：①根据人群细分服务内容。对于健康普通人群，以维护健康为目标，制定个性化的健康管理方案；对于 0 ~ 6 岁儿童、孕产妇、老年人、慢性病高危人群等重点人群，以预防疾病、促进健康为目标，提供针对性的健康服务；对于慢性病病人，以提高慢性病的控制率为目标，制定慢性病管理方案，预防和延缓并发症的发生；对于高龄老人、残疾人、长期卧床病人等人群，提供心理慰藉、家庭护理、康复训练以及便捷及时的保健服务。②将健康内容融入家庭医生。首先，预约就诊，居民要与签约医生进行预约，既减少候诊时间，又减少双方面见的盲目性；其次，定向分诊，即将预约居民分诊至其签约医生，有利于建立和密切医患间的关系，同时便于提供连续的健康服务；最后，诊前服务，即社区医务人员引导居民进行健康状况自主监测或相关诊疗信息的采集，从而提高诊疗效率。

（4）深圳市家庭医生服务模式：深圳在1996年启动了社康中心规划与建设，经过发展逐渐形成了"一大一小"两级医疗服务体系。2009年，深圳市在全国率先出台了《实施家庭医生责任制项目试点工作方案》，明确了签约目标和覆盖范围。随着家庭医生制度的不断推广，深圳市在2015年底，实现了865万人的社区首诊，占全市参保人数的70%，基层诊疗量超过5 700万，占全市的64.5%。2018年，实现基层诊疗量超过70%，每3 000~4 000名居民拥有一名家庭医生，重点人群覆盖率达到80%。

服务特点：2017年深圳市卫生计生委印发了《深圳市家庭医生服务管理办法（试行）》（以下简称《办法》），对家庭医生服务内容、收费等问题进行了明确规定，也体现出深圳市家庭医生服务发展特点。

1）社会办医疗机构可开展签约服务：通常情况下家庭医生签约属于公立医院的范畴。而该《办法》在规定政府办基层医疗卫生机构可以开展家庭医生服务，鼓励政府办的二、三级医疗机构的卫生技术人员到开展了家庭医生服务的基层医疗卫生机构参与家庭医生服务的同时，允许社会办医疗机构开展家庭医生服务。

2）负责人增设门槛：《办法》要求每个团队必须有 1 名负责人负责家庭医生团队的成员任务分配和管理。负责人要求必须是全科医生，并且同时具备以下条件：执证上岗，要有医师执业证书并在市内注册为全科医学或者中医全科专业；学历或职称满足条件，必须是本科及以上或者中级及以上专业技术资格；须有全科经验，即从事全科医学工作并已连续独立执业 1 年以上。此外，《办法》规定签约团队应以"2 + X"模式组队，"2"是"标配"，包括全科医生和社区护理人员；"X"是"选配"，可以吸收公共卫生医生、专科医生、药师、健康管理师、心理咨询师、营养师、康复师、社（义）工、社区网格管理员等人员加入。

3）政府办团队仅提供上门"家庭病床"服务：签约团队主要都在医疗机构提供服务，如需上门，政府办团队只为建立家庭病床的签约居民提供上门服务，居民必须满足长期卧床、生活不能自理，且需医护人员定期上门实施治疗等条件。而社会办团队则不受家庭病床设床的限制，可以根据自身的服务能力以及签约居民的需求，经医疗安全评估，书面告知医疗风险及服务价格，并取得签约居民知情同意后，为签约居民提供上门医疗服务。

4）社会办团队可自行制定服务价格：在收费方面，政府办团队提供基本医疗服务，须按照深圳市基本医疗服务价格标准执行；提供除基本医疗服务和公共卫生服务外的其他服务，在签约服务费的收取上，须经市相关部门批准后才能收取。而社会办团队提供除公共卫生服务外的其他服务，可自行制定服务价格，向社会公示后，收取医疗服务费、家庭医生签约服务费等费用。在享受家庭医生服务财政补助期间，政府办团队不得向本市社会医疗保险参保人收取签约服务费；社会办团队向本市社会医疗保险参保人收取签约服务费者，只能收取扣除财政补助后的差额部分。

三、家庭医生服务存在的问题

如何能够更好地将家庭医生团队服务模式应用到社区医院，为市民构架能提供全天候医疗健康咨询和转诊联络的新型城市医疗服务体系，十分重要。实施家庭医生服务与很多因素有关，如相关的卫生法律政策、社区居民医疗卫生观念、经济发展水平、家庭医生服务能力等。目前家庭医生服务发展推行过程中存在的问题如下：

1. 社区家庭医生服务能力不足。世界卫生组织和世界家庭医生组织共同指出，平均每 2 000 人口要配备 1 名家庭医生，才能满足人们对基层卫生保健的需求。

全科医学把病人及健康看成一个整体，涉及面广泛，不仅包括内、外、妇、儿等专科医学，还涉及预防医学、社会医学等科学领域。受人力配备、服务能力、工作强度、激励机制等因素的制约，家庭医生人力资源不足，家庭医生难以兼顾咨询者、指导者、教育者和帮助者的角色。一方面，家庭医生队伍缺口较大且服务能力尚待提高。家庭医生的角色定位要求家庭医生不仅要掌握临床医学、护理学等专业技能，还要掌握伦理学、心理学等人文知识。然而，目前的家庭医生队伍普遍学历较低、全科医学理念落后、健康服务技能缺乏，加之全科医规范化培训、继续教育制度不完善，导致其服务能力难以满足社区居民的需求，居民对社区卫生服务机构缺乏信任和认同。另一方面，由于家庭医生数量不足以及改革赋予其多重职责，家庭医生的工作量较大，其职称晋升、工资待遇等激励机制却明显滞后，导致家庭医生主观上工作积极性不高，客观上分身乏术。

2. 在我国现有医疗大背景下，传统的医疗服务观念根深蒂固。人们对于一级医院的认识还仅仅是存留在名称向社区卫生服务中心的改变，对于它的功能转变还没有更深刻的认识。尤其是真正惠及居民的项目利用率明显低于基本卫生服务项目。一级医院向社区卫生服务中心改革的重点在于内涵建设，其主要功能在于公益性的家庭医生服务，它的作用是为社区居民构建一个健康平台。在对深圳市某社区居民的调查中发现，社区卫生服务的医疗项目中，购买药品最多，主要服务人群为60岁以上患有慢性病的老年人，如高血压、糖尿病、冠心病病人；其次是0~6岁的儿童，主要服务内容为免疫预防接种、儿童保健；其他服务人群和服务项目主要是为孕产妇建立档案、中医诊疗、康复门诊诊疗、口腔门诊诊疗等。由于社区卫生服务中心的设备不足、科室设置较少，当出现一些"大病"时，社区卫生服务中心不能完全满足病人的需要，更多的病人会选择二级及三级医院。再者，由于一级医院的药物品种并不完备，很多病人在一级医院购买药品的愿望并不能如愿实现。目前，社区卫生服务中心应提供的其他服务，如健康教育、老年保健、精神保健等，并没有更多的创新，经典的发展模式还未形成。

此外，家庭医生服务发展中的医患关系中尚存在信任壁垒。家庭医生与社区居民之间"朋友式"医患关系的实现，不仅依赖于相关制度建设，还依赖于看不见的"隐性改革"，主要表现为家庭医生与社区居民之间的信任互惠、诚实守信、互爱互助、协同合作。所谓"朋友"之间的相互信任，是指抛开服务能力、技术水平等因素，社区居民对家庭医生的情感和身份认同方面的信任。理想状况下，家庭医生与社区居民之间的交往应该是一种复杂而深厚的人情网络，对于社区居民来说，家庭医生不仅是医生，还是邻居和熟人，甚至有可能是亲戚和朋友。家庭医生与社区居民之间的相互信任是保证家庭医生制度茁壮成长的土壤，如何重构信任互惠的价值观、打破信任壁垒，是家庭医生服务的重要课题。

3. 全科医生供给不足，家庭医生供需不平衡。《关于推进家庭医生签约服务的指导意见》指出，现阶段家庭医生主要由以下人员承担：基层医疗卫生机构注册全科医生（含助理全科医生和中医类别全科医生）；具备能力的乡镇卫生院医师和乡村医生。目前，我国存在全科医生供给不足问题，导致可以提供签约服务的家庭医生供需不平衡。从需求来看，由于慢性病的患病率不断提高和老龄化的加剧，慢性病防控和就医需求倍增，特殊人群（残疾人、老年人、妇女、儿童等）的长期照顾压力也越来越大。为了防治慢性病，降低居民负担，提高期望寿命，需要更多的家庭医生签约服务来强化慢性病早筛查和早发现，推动由疾病治疗向健康管理转变。从供给方面来看，全科医生严重不足。从质量上看，基层临床医生中本科及以上学历者不足40%，农村基层的临床医师学历更低，且多数没有接受过规范的住院医师培训，与满足卫生服务的需求相差甚远。按照我国全科医生的培养标准，即先接受 5 年的临床医学（含中医学）本科教育，再接受 3 年的全科医生规范化培养，卫生行业的重要性和卫生服务的专业性决定了全科医生的培养周期长，管理过程严格。以上因素使得可以从事家庭医生签约服务的医务人员供给受到约束，难以满足现状和未来发展需要。

4. 家庭医生服务认知度低

（1）居民对家庭医生服务模式的认知情况：家庭医生服务作为一个社会医疗服务创新性制度，起步较晚，社区居民对其服务模式、内容、流程等了解有限，在社区推广时，部分居民对其持怀疑态度，因不熟悉其内容而带有不积极接纳的情绪。还有部分居民认为家庭医生和私人医生的职责一样，以满足居民的多样化医疗需求为主要任务。

和谐的医患关系要求家庭医生和社区居民互动良好，居民的总体参与度不高，会在一定程度上降低家庭医生的工作积极性。大多数试点地区的居民对家庭医生服务的知晓率偏低；有相当数量的居民签约是被动的，甚至有已经签约的居民完全不了解自己的签约情况，对家庭医生的服务内容（如预约转诊、上门服务、健康管理等）一知半解，服务利用情况单一，总体参与度不高。究其原因，一方面是家庭医生制度的宣传不到位，居民对其持观望和怀疑的态度；另一方面是多年来的就医观念使居民更关注疾病、药物和医疗专家，忽视了预防保健、健康管理。

（2）医务人员对家庭医生签约服务的认知情况：家庭医生

尚未树立起面向所有居民的服务理念，长期以来，医生服务的对象是病人、个体，而家庭医生服务的对象是"家庭、群体"，面向的是所有居民，这种服务理念的转变本身就是一个不小的挑战，其转变过程中伴随着许多需要突破的现实困难。一是家庭医生应怎样处理好与不同的服务对象之间的关系。家庭医生的服务对象既包括病人，又包括亚健康人群和健康人群，不同人群有不同的健康需求，家庭医生的工作内容和工作方式也应随着服务对象的变化而呈现出针对性和差异性。二是家庭医生服务以家庭为单位进行签约，这就意味着家庭医生要想办法获得每一位家庭成员的信任和支持，尽量处理好和所有家庭成员的关系，否则，失去任何一个成员的支持就有可能影响到与整个家庭的关系，从而影响病人的续约意愿。

医务人员对家庭医生签约服务认知度不高。可能存在的原因有：首先，家庭医生签约服务是近年来国内兴起的一种新型医疗模式。其次，因医生、卫生技术人员等人力资源有效供给不足，福利、工资待遇低等方面的现实因素，医务人员对加入家庭医生团队缺乏主动性和积极性；家庭医生签约服务的社会认可度不高，普遍存在居民对其信任度不高的情况，包括对其医疗技术水平、服务能力、服务质量等持怀疑态度，即便签约了，居民仍将重心放在大医院诊疗，忽视家庭医生的存在，造成资源浪费。这样就使家庭医生不能将自己的服务内容全面高效地提供给病人，家庭医生的地位被忽视，身在其职，却未发挥实际价值，很多医务人员对从事家庭医生服务犹豫不决或不愿意加入。

5. 家庭医生及其服务定位不清晰。定位不清晰分为三个方面：首先，社会对家庭医生的定位不清，对于全科医生、社区医生、家庭医生3个概念没有清晰地了解和宣传。其次，由于对家庭医生关注度不够，广大群众没有真正认识家庭医生的职责和重要性，将家庭医生等同于私人医生的看法屡见不鲜。再者，家庭医生自身定位不清，对自己的工作内容、工作职责不清晰，对家庭医生在社会医疗中发挥的重要作用缺乏认知。

6. 资金投入不足，政策支持不到位。家庭医生是为群众提供签约服务的第一责任人。目前我国在基层医疗卫生机构的资金投入占比相对不足，在一定程度上减慢了家庭医生签约服务的发展速度。另外，现有签约家庭医生的薪酬激励不到位，家庭医生待遇偏低，付出与收入不成正比。由于薪酬、职称等激励政策支持不到位，使得部分签约服务流于形式，而未落到实处，出现"签而不约"的现象。

由于我国家庭医生收入分配机制及综合激励机制仍不完善，不仅不能吸引优秀医学人才壮大家庭医生队伍，现有的家庭医生队伍也不能维持稳定。各试点地区对与家庭医生签约服务密切相关的配套制度，如签约服务的内容标准、签约服务的绩效考核与评价、签约服务的医疗保险支付制度、签约服务的信息支持系统等，虽有不同程度和方式的实践，但国家层面的、明晰的、具有可操作性的、系统规范的制度体系仍待构建。

综上所述，实行家庭医生服务制度是我国医疗卫生体制改革的必然选择，全科医生的特殊价值和我国医疗卫生现状、需求的高度契合性是我国坚持家庭医生服务制度的战略定力。从全科医学在我国的发展历程及签约服务现状看，全科医生的培养及签约服务实践效果不理想，我国短期内实现家庭医生签约服务全面覆盖的条件不成熟，签约规模快速发展的瓶颈问题仍待解决，应调整进度安排，在保证服务质量的基础上有序推进。

（申鑫）

第 三 章

家庭医生
服务内容

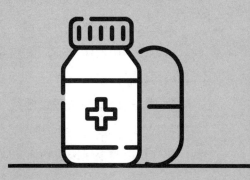

　　家庭医生服务是以全科医生为主要载体、社区为范围、家庭为单位、连续的健康管理为目标，为签订家庭医生服务协议的居民提供连续、安全、有效和适宜的综合医疗卫生服务和健康管理服务。2018 年 9 月，国家卫生健康委员会联合国家中医药管理局印发《关于规范家庭医生签约服务管理的指导意见》，明确指出家庭医生团队应当在医疗机构执业登记和工作职责范围内，根据签约居民的健康需求，依法依约为其提供基础性和个性化签约服务。基础性签约服务包括基本医疗服务和基本公共卫生服务，个性化签约服务指在基础性签约服务内容之外，根据居民个性化的健康需求制定针对性的服务内容。

第一节

基本医疗服务

　　基本医疗服务属于基础性签约服务范畴，本节主要讲述家庭医生团队提供的基本医疗服务涵盖内容以及提供方式。

一、基本医疗服务涵盖内容

　　家庭医生团队签约的基本医疗服务内容涵盖社区一般常见病、多发病的中西医诊治，就医路径指导和转诊预约服务等。具体内容如下：

　　1. 优先预约和优先就诊服务　签约的社区医疗机构应建立签约居民预约优先就诊的机制，让签约居民优先享受就诊便利。建立社区与上级医院畅通高效的转诊机制，二、三级医院均应设立基层医疗卫生机构联络办公室或全科医学科，负责与基层医疗卫生机构的对接，预留普通门诊、专家门诊号源，落实优先预约、优先就诊、优先检查、优先住院等便利措施。

2. **构建顺畅的双向转诊通道** 通过组建医疗联合体、对口支援、医疗专家进社区、医师多点执业等方式，鼓励城市二级以上医院与基层医疗卫生机构建立相对稳定的双向转诊合作关系。每所基层医疗卫生机构应根据自身情况和地理位置，与1～2所二级医院签订双向转诊协议。每所二级以上医院应与5所以上基层医疗卫生机构、2所以上三级医院签订双向转诊协议。确保区域内所有基层医疗卫生机构都和上级医疗机构签订双向转诊协议。协议双方应明确转诊流程以及双方责任义务，确保双向转诊通道顺畅有效，确保医疗服务连续性及医疗质量和安全。二级以上医院的全科医学科或指定科室对接家庭医生转诊服务，为转诊病人建立绿色通道。

3. **完善家庭医生为签约居民配药制度** ①完善基层医疗卫生机构长处方政策：对病情稳定、依从性较好、需要长期服药的慢性病签约病人，可一次性开具治疗性药物不超过2个月的药量。②建立药品使用联动机制：在国家基本药物制度的基础上，针对不同病情的用药需求，对家庭医生转诊至上级医疗机构的签约居民，若确需延续上级医疗机构长期用药医嘱以维持治疗的病人，在回到签约家庭医生处就诊时，家庭医生可根据上级医院用药医嘱开具相同药品（麻醉药品和精神药品除外）。③基层医疗卫生机构对上述药品实行零差率，形成"基本＋补充"的药品使用联动机制。

4. **调整完善基本医疗保险报销政策** ①建立签约与非签约

居民医疗保险差别化支付机制，引导居民形成以家庭医生首诊为基础的有序就医格局。②实施符合实际、有利于提高家庭医生签约服务吸引力的基本医疗保险报销政策。③科学设置门诊、住院和重大疾病报销政策，差别化设置不同等级医疗卫生机构和跨统筹区域医疗卫生机构就诊的报销比例，引导签约服务对象到基层医疗卫生机构首诊。④选择家庭医生签约服务的各类基本医疗保险参保人员，对符合规定的转诊住院病人连续计算起付线，由低级别医院转诊到高级别医院的，执行起付标准补差；由高级别医院转诊到低级别医院的，可不再支付起付线标准；对不按照转诊规定自行转院的病人，在原基础上适当降低其医疗保险待遇。⑤调整家庭病床政策，对诊断明确、病情稳定，适合在家里进行检查、治疗和护理的病人，经签约医生评估后，建立家庭病床，家庭病床费用按照调整后的医疗保险政策执行。

二、基本医疗服务提供方式

1. 预约服务 家庭医生服务对象通过互联网信息平台预约、现场预约、社交软件预约等方式预约家庭医生，家庭医生团队优先为签约居民提供本机构的专科科室预约、定期家庭医生门诊预约服务等。

2. 上门服务 对老年人、儿童、孕产妇、慢性病病人、残疾人、慢性病高危人群、严重精神障碍病人和肺结核病人等特殊人群，根据需求提供上门随访、康复指导和及时便捷的医疗保健服务。

3. 错时服务 家庭医生要根据自己所服务的家庭数量和健康管理需求，合理安排在基层卫生服务机构的工作时间和到家庭的上门服务巡诊时间，把提供卫生服务的时间与签约居民的工作时间合理错开，从而为签约居民提供更周到的卫生服务。

4. 互联网+远程服务　疫情期间，为部分居家隔离、居家治疗的轻症病人及轻度疑似病症病人提供即时的线上医疗服务，从而分流病人，筛查轻症，减少病人诊疗过程的交叉感染风险。

5. 基本医疗服务流程　如图 3-1 所示。

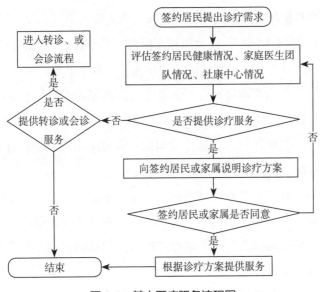

图 3-1　基本医疗服务流程图

第二节
基本公共卫生服务

家庭医生团队应根据服务对象的健康需求为其提供《国家

基本公共卫生服务规范（第三版）》要求的相关基础服务，内容包括健康档案管理服务、健康教育服务、重点人群健康管理服务等。

一、健康档案管理服务

1. **服务对象**　辖区内常住居民（指居住半年以上的户籍及非户籍居民），以 0 ~ 6 岁儿童、孕产妇、老年人、慢性病病人、严重精神障碍病人和肺结核病人等人群为重点。

2. **服务内容**　居民健康档案内容包括个人基本情况、健康体检、重点人群健康管理记录和其他医疗卫生服务记录。

（1）个人基本情况：个人基本情况包括姓名、性别等基础信息，以及既往史、家族史等基本健康信息。

（2）健康体检：健康体检包括一般健康检查、生活方式、健康状况、疾病用药情况、健康评价等。

（3）重点人群健康管理记录：重点人群健康管理记录包括国家基本公共卫生服务项目要求的 0 ~ 6 岁儿童、孕产妇、老年人、慢性病病人、严重精神障碍病人和肺结核病人等各类重点人群的健康管理记录。

（4）其他医疗卫生服务记录：包括上述记录之外的其他接诊、转诊、会诊记录等。

3. 服务方式

（1）居民健康档案的建立

1）辖区居民到乡镇卫生院、村卫生室、社区卫生服务中心（站）接受服务时，由医务人员负责为其建立居民健康档案，根据其主要健康问题和服务提供情况填写相应记录。

2）通过入户服务（调查）、疾病筛查、健康体检等多种方式，由乡镇卫生院、村卫生室、社区卫生服务中心（站）组织医务人员为居民建立健康档案，并根据其主要健康问题和服务提供情况填写相应记录。

（2）居民健康档案的使用

1）已建档居民到乡镇卫生院、村卫生室、社区卫生服务中心（站）复诊时，在调取其健康档案后，由家庭医生团队成员根据复诊情况，及时更新、补充相应记录内容。

2）入户开展医疗卫生服务时，应事先查阅服务对象的健康档案并携带相应表单，在服务过程中记录、补充相应内容。建立电子健康档案信息系统的机构应同时更新电子健康档案。

3）对于需要转诊、会诊的服务对象，由接诊医生填写转诊、会诊记录。

4）所有的服务记录由责任医务人员或档案管理人员统一汇总、及时更新档。

（3）居民健康档案的终止和保存

1）居民健康档案的终止缘由包括死亡、迁出、失访等，均需记录日期。对于迁出辖区的还要记录迁往地点的基本情况、档案交接记录等。

2）健康档案管理单位（即居民死亡或失访前管理其健康档案的单位）参照现有规定中病历的保存年限、方式负责保存。

二、健康教育服务

1. 服务对象　辖区内常住居民。

2. 服务内容

（1）宣传普及《中国公民健康素养——基本知识与技能（2015年版）》。配合有关部门开展公民健康素养促进行动。

（2）对青少年、妇女、老年人、残疾人、0～6岁儿童家长等人群进行健康教育。

（3）开展合理膳食、控制体重、适当运动、心理平衡、改善睡眠、限盐、控烟、限酒、科学就医、合理用药、戒毒等健康生活方式和可干预危险因素的健康教育。

（4）开展心脑血管、呼吸系统、内分泌系统、肿瘤、精神疾病等重点慢性非传染性疾病，结核病、肝炎、艾滋病等重点传染性疾病的健康教育。

（5）开展食品卫生、职业卫生、放射卫生、环境卫生、饮水卫生、学校卫生和计划生育等公共卫生问题的健康教育。

（6）开展突发公共卫生事件应急处置、防灾减灾、家庭急救等健康教育。

（7）宣传普及医疗卫生法律法规及相关政策。

3. 服务方式

（1）提供健康教育资料

1）发放印刷资料：印刷资料包括健康教育折页、健康教育处方和健康手册等。放置在乡镇卫生院、村卫生室、社区卫生服务中心（站）的候诊区、诊室、咨询台等处。每个机构每年提供不少于12种内容的印刷资料，并及时更新补充，保障使用。

2）播放音像资料：音像资料为视听传播资料，如各种影音视频资料。在机构正常就诊的时间内，乡镇卫生院、社区卫生服务中心门诊候诊区、观察室、健康教育室等场所或宣传活动现场播放。每个机构每年播放音像资料不少于 6 种。

（2）设置健康教育宣传栏：乡镇卫生院和社区卫生服务中心宣传栏不少于 2 个，村卫生室和社区卫生服务站宣传栏不少于 1 个，每个宣传栏的面积不少于 $2m^2$。宣传栏一般设置在机构的户外、健康教育室、候诊室、输液室或收费大厅的明显位置，宣传栏中心位置距地面 1.5～1.6m。每个机构每 2 个月最少更换 1 次健康教育宣传栏内容。

（3）开展公众健康咨询活动：利用各种健康主题日或针对辖区重点健康问题，开展健康咨询活动并发放宣传资料。每个乡镇卫生院、社区卫生服务中心每年至少开展 9 次公众健康咨询活动。

（4）举办健康知识讲座：定期举办健康知识讲座，引导居民学习、掌握健康知识及必要的健康技能，促进辖区内居民的身心健康。每个乡镇卫生院和社区卫生服务中心每月至少举办 1 次健康知识讲座，村卫生室和社区卫生服务站每 2 个月至少举办 1 次健康知识讲座。

（5）开展个体化健康教育：乡镇卫生院、村卫生室和社区卫生服务中心（站）的医务人员在提供门诊医疗、上门访视等医疗卫生服务时，要开展有针对性的个体化健康知识和健康技能教育。

三、重点人群健康管理服务

家庭医生团队服务的重点人群，包括 0～6 岁儿童、孕产妇、老年人、高血压病人、2 型糖尿病病人、严重精神障碍病人和肺结核病人七类。服务内容及服务方式如下：

（一）0~6岁儿童健康管理服务

1. **新生儿家庭访视**　新生儿出院后1周内，医务人员到新生儿家中进行，同时进行产后访视。了解出生时情况、预防接种情况，在开展新生儿疾病筛查的地区应了解新生儿疾病筛查情况等。观察家居环境，重点询问和观察喂养、睡眠、大小便、黄疸、脐部情况、口腔发育等情况。为新生儿测量体温、记录出生时体重、身长，进行体格检查，同时建立《母子健康手册》。根据新生儿的具体情况，对家长进行喂养、发育、防病、预防伤害和口腔保健指导。如果发现新生儿未接种卡介苗和第1剂乙肝疫苗，提醒家长尽快补种。如果发现新生儿未接受新生儿疾病筛查，告知家长到具备筛查条件的医疗保健机构补筛。对于低出生体重、早产、双多胎或有出生缺陷等具有高危因素的新生儿，根据实际情况增加家庭访视次数。

2. **新生儿满月健康管理**　新生儿出生后28~30天，结合接种乙肝疫苗第二针，在乡镇卫生院、社区卫生服务中心进行随访。重点询问和观察新生儿的喂养、睡眠、大小便、黄疸等情况，对其进行体重、身长、头围测量，体格检查，对家长进行喂养、发育、防病指导。

3. **婴幼儿健康管理**　满月后的随访服务均应在乡镇卫生院、社区卫生服务中心进行，偏远地区可在村卫生室、社区卫生服务站进行，时间分别在3、6、8、12、18、24、30、36月龄时，共8次。有条件的地区，建议结合儿童预防接种时间增加随访次数。服务内容包括询问上次随访到本次随访之间的婴幼儿喂养、患病等情况，进行体格检查，做生长发育和心理行为发育评估，进行科学喂养（合理膳食）、生长发育、疾病预防、预防伤害、口腔保健等健康指导。在婴幼儿 6～8、18、30 月龄时分别进行 1 次血常规（或血红蛋白）检测。在 6、12、24、36 个月龄时使用行为测听法分别进行 1 次听力筛查。在每次进行预防接种前均要检查有无禁忌证，若无，体检结束后接受预防接种。

4. **学龄前儿童健康管理**　为 4～6 岁儿童每年提供一次健康管理服务。散居儿童的健康管理服务应在乡镇卫生院、社区卫生服务中心进行，集居儿童可在托幼机构进行。每次服务内容包括询问上次随访到本次随访之间的膳食、患病等情况，进行体格检查、心理行为发育评估、血常规（或血红蛋白）检测和视力筛查，进行合理膳食、生长发育、疾病预防、预防伤害、口腔保健等健康指导。在每次进行预防接种前均要检查有无禁忌证，若无，体检结束后接受疫苗接种。

5. **健康问题处理**　对健康管理中发现的有营养不良、贫血、单纯性肥胖等情况的儿童应当分析其原因，给出指导或转诊的建议。对心理行为发育偏异、口腔发育异常（唇腭裂、诞生牙）、龋齿、视力低常或听力异常等情况，应及时转诊并追踪随访转诊后结果。

（二）孕产妇健康管理服务

1. **孕早期健康管理**　孕 13 周前为孕妇建立《母子健康手册》，并进行第 1 次产前检查。

（1）进行孕早期健康教育和指导。

（2）孕 13 周前由孕妇居住地的乡镇卫生院、社区卫生服务中心建立《母子健康手册》。

（3）孕妇健康状况评估：询问既往史、家族史、个人史等，观察体态、精神等，并进行一般体检、妇科检查，以及血常规、尿常规、血型、肝功能、肾功能、乙型肝炎检查，建议有条件的医疗卫生机构进行血糖、阴道分泌物、梅毒血清学试验、HIV 抗体检测等实验室检查。

（4）开展孕早期生活方式、心理和营养保健指导，特别要强调避免致畸因素和疾病对胚胎的不良影响，同时，告知和督促孕妇进行产前筛查和产前诊断。

（5）根据检查结果填写第 1 次产前检查服务记录表，对具有妊娠危险因素和可能有妊娠禁忌证或严重并发症的孕妇，及时转诊到上级医疗卫生机构，并在 2 周内随访转诊结果。

2. 孕中期健康管理

（1）进行孕中期（孕 16～20 周、21～24 周各一次）健康教育和指导。

（2）孕妇健康状况评估：通过询问、观察、一般体格检查、产科检查、实验室检查对孕妇健康和胎儿的生长发育状况进行评估，识别需要做产前诊断和需要转诊的高危重点孕妇。

（3）对未发现异常的孕妇，除了进行孕期的生活方式、心理、运动和营养指导外，还应告知和督促孕妇进行预防出生缺陷的产前筛查和产前诊断。

（4）对发现身体健康状况有异常的孕妇，要及时转至上级医疗卫生机构。出现危急征象的孕妇，要立即转上级医疗卫生机构，并在 2 周内给出随访转诊结果。

3. 孕晚期健康管理

（1）进行孕晚期（孕 28～36 周、37～40 周各一次）健康教育和指导。

（2）开展孕产妇自我监护方法、促进自然分娩、母乳喂养以及孕期并发症、合并症防治指导。

（3）对随访中发现的高危孕妇，应根据就诊医疗卫生机构的建议，督促其酌情增加随访次数。在随访中若发现有高危情况，建议其及时转诊。

4. 产后访视　乡镇卫生院、村卫生室和社区卫生服务中心（站）在收到分娩医院转来的产妇分娩信息后，应于产妇出院后 1 周内到产妇家中进行产后访视，进行产褥期健康管理，加强母乳喂养和新生儿护理指导，同时进行新生儿访视。

（1）通过观察、询问和检查，了解产妇一般情况、乳房、子宫、恶露、会阴或腹部伤口恢复等情况。

（2）对产妇进行产褥期保健指导，对母乳喂养困难、产后便秘、痔疮、会阴或腹部伤口等问题进行处理。

（3）发现有产褥感染、产后出血、子宫复旧不佳、妊娠合并症未恢复者以及产后抑郁等问题的产妇，应及时转至上级医疗卫生机构进一步检查、诊断和治疗。

（4）通过观察、询问和检查了解新生儿的基本情况。

5. 产后 42 天健康检查

（1）乡镇卫生院、社区卫生服务中心为正常产妇做产后健康检查，身体异常产妇到原分娩医疗卫生机构检查。

（2）通过询问、观察、一般体检和妇科检查，必要时进行辅助检查对产妇恢复情况进行评估。

（3）对产妇应进行心理保健、性保健与避孕、预防生殖道感染、纯母乳喂养 6 个月、产妇和婴幼营养等方面的指导。

（三）老年人健康管理服务

每年为老年人提供 1 次健康管理服务，包括生活方式和健康状况评估、体格检查、辅助检查和健康指导。

1. **生活方式和健康状况评估** 通过问诊及老年人健康状态自评了解其基本健康状况、体育锻炼、饮食、吸烟、饮酒、慢性病常见症状、既往所患疾病、治疗及目前用药和生活自理能力等情况。

2. **体格检查** 包括体温、脉搏、呼吸、血压、身高、体重、腰围、皮肤、浅表淋巴结、肺部、心脏、腹部等常规体格检查，并对口腔、视力、听力和运动功能等进行粗测判断。

3. **辅助检查** 包括血常规、尿常规、肝功能（谷草转氨酶、谷丙转氨酶和总胆红素）、肾功能（血清肌酐和血尿素氮）、空腹血糖、血脂（总胆固醇、甘油三酯、低密度脂蛋白胆固醇、高密度脂蛋白胆固醇）、心电图和腹部超声（肝、胆、胰、脾）检查。

4. **健康指导** 告知评价结果并进行相应健康指导。

（1）对发现已确诊的原发性高血压和 2 型糖尿病等病人，同时开展相应的慢性病健康管理。

（2）对患有其他疾病的（非高血压或糖尿病）病人，应及时治疗或转诊。

（3）对发现有异常的老年人，建议其定期复查或向上级医疗机构转诊。

（4）进行健康生活方式、疫苗接种、骨质疏松预防、防跌倒措施、意外伤害预防和自救、认知和情感等健康指导。

（5）告知或预约下一次健康管理服务的时间。

（四）高血压病人健康管理服务

1. 筛查

（1）对辖区内 35 岁及以上常住居民，每年为其免费测量一次血压（非同日三次测量）。

（2）对第一次发现收缩压 ≥ 140mmHg 和 / 或舒张压 ≥ 90mmHg 的居民，在去除可能引起血压升高的因素后预约其复查，非同日 3 次测量血压均高于正常，可初步诊断为高血压。建议转诊到有条件的上级医院确诊并取得治疗方案，2 周内随访转诊结果，对已确诊的原发性高血压病人纳入高血压病人健康管理。对可疑继发性高血压病人，及时转诊。

（3）如有以下六项指标中的任一项高危因素，建议每半年至少测量 1 次血压，并接受医务人员的生活方式指导：①血压高值，收缩压 130～139mmHg 和 / 或舒张压 85～89mmHg。②超重或肥胖，和 / 或向心性肥胖：超重，28kg/m^2 > BMI ≥ 24kg/m^2；肥胖，BMI ≥ 28kg/m^2；向心性肥胖，腰围男性 ≥ 90cm，女性 ≥ 85cm。③有高血压家族史（一、二级亲属）。④长期膳食高盐。⑤长期过量饮酒（每日饮白酒 ≥ 100ml）。⑥年龄 ≥ 55 岁。

2. 随访评估　对原发性高血压病人，每年要提供至少 4 次面对面的随访。

（1）测量血压并评估是否存在危急情况，如出现收缩压 ≥ 180mmHg 和 / 或舒张压 ≥ 110mmHg；意识改变、剧烈头痛或头晕、恶心呕吐、视力模糊、眼痛、心悸、胸闷、喘憋不能平卧以及处于妊娠期或哺乳期同时血压高于正常等危急情况之一，或存在不能处理的其他疾病时，须在处理后紧急转诊。对于紧急转诊者，乡镇卫生院、村卫生室、社区卫生服务中心（站）应在 2 周内主动随访转诊情况。

（2）若不需紧急转诊，询问上次随访到此次随访期间的症状。

（3）测量体重、心率，计算体重指数（BMI）。

（4）询问病人疾病情况和生活方式，包括心脑血管疾病、糖尿病、吸烟、饮酒、运动、摄盐情况等。

（5）了解病人服药情况。

3. 分类干预

（1）对血压控制满意（一般高血压病人血压降至 140/90mmHg 以下；≥ 65 岁老年高血压病人的血压降至 150/90mmHg 以下，如果能耐受，可进一步降至 140/90mmHg 以下；一般糖尿病或慢性肾脏病病人的血压目标可以在 140/90mmHg 基础上再适当降低）、无药物不良反应、无新发并发症或原有并发症无加重的病人，预约下一次随访时间。

（2）对第一次出现血压控制不满意或出现药物不良反应的病人，结合其服药依从性，必要时增加现用药物剂量、更换或增加不同类的降压药物，2 周内随访。

（3）对连续两次出现血压控制不满意或药物不良反应难以控制，以及出现新的并发症或原有并发症加重的病人，建议其转诊到上级医院，2 周内主动随访转诊情况。

（4）对所有病人进行有针对性的健康教育，与病人一起制定生活方式改进目标并在下一次随访时评估进展；告诉病人出现哪些异常时应立即就诊。

4. **健康体检** 对原发性高血压病人，每年进行 1 次较全面的健康检查，可与随访相结合，内容包括体温、脉搏、呼吸、血压、身高、体重、腰围、皮肤、浅表淋巴结、心脏、肺部、腹部等常规体格检查，以及对口腔、视力、听力和运动功能等进行判断。

（五）2 型糖尿病病人健康管理服务

1. **筛查** 对工作中发现的 2 型糖尿病高危人群进行针对性的健康教育，建议其每年至少测量 1 次空腹血糖，并接受医务人员的健康指导。

2. **随访评估** 对确诊的 2 型糖尿病病人，每年提供 4 次免费空腹血糖检测，至少进行 4 次面对面随访。

（1）测量空腹血糖和血压，并评估是否存在危急情况。如出现以下情况，须在处理后紧急转诊：血糖 ≥ 16.7mmol/L 或血糖 ≤ 3.9mmol/L；收缩压 ≥ 180mmHg 和 / 或舒张压 ≥ 110mmHg；意识或行为改变、呼气有烂苹果样丙酮味、心悸、出汗、食欲减退、恶心、呕吐、多饮、多尿、腹痛、有深大呼吸、皮肤潮红；持续性心动过速（心率超过 100 次 /min）；体温超过 39℃或有其他的突发异常情况，如视力突然骤降、妊娠期及哺乳期血糖高于正常值等危险情况之一，或存在不能处理的其他疾病。对于紧急转诊者，乡镇卫生院、村卫生室、社区卫生服务中心（站）应在 2 周内主动随访转诊情况。

（2）若不需紧急转诊，询问上次随访到此次随访期间的症状。

（3）测量体重，计算体重指数（BMI），检查足背动脉搏动。

（4）询问病人疾病情况和生活方式，包括心脑血管疾病、吸烟、饮酒、运动、主食摄入情况等。

（5）了解病人服药情况。

3. 分类干预

（1）对血糖控制满意（空腹血糖＜7.0mmol/L），无药物不良反应、无新发并发症或原有并发症无加重的病人，预约下一次随访。

（2）对第一次出现空腹血糖控制不满意（空腹血糖≥7.0mmol/L）或药物不良反应的病人，结合其服药依从情况进行指导，必要时增加现有药物剂量、更换或增加不同类的降糖药物，2周时随访。

（3）对连续两次出现空腹血糖控制不满意或药物不良反应难以控制，以及出现新的并发症或原有并发症加重的病人，建议其转诊到上级医院，2周内主动随访转诊情况。

（4）对所有的病人进行针对性的健康教育，与病人一起制定生活方式改进目标并在下一次随访时评估进展；告诉病人出现哪些异常时应立即就诊。

4. 健康体检　对确诊的2型糖尿病病人，每年进行1次较全面的健康体检，体检可与随访相结合。内容包括体温、脉搏、呼吸、血压、空腹血糖、身高、体重、腰围、皮肤、浅表淋巴结、心脏、肺部、腹部等常规体格检查，并对口腔、视力、听力和运动功能等进行判断。

（六）严重精神障碍病人健康管理服务

1. 病人信息管理　在将严重精神障碍病人纳入管理时，需由家属提供或直接转自原承担治疗任务的专业医疗卫生机构的疾病诊疗相关信息，同时为病人进行一次全面评估，为其建立居民健康档案，并按照要求填写严重精神障碍病人个人信息补充表。

2. **随访评估** 对应管理的严重精神障碍病人每年至少随访4次，每次随访应对病人进行危险性评估；检查病人的精神状况，包括感觉、知觉、思维、情感和意志行为、自知力等；询问和评估病人的躯体疾病、社会功能情况、用药情况及各项实验室检查结果等。其中，危险性评估分为6级。

0级：无符合以下1～5级中的任何行为。

1级：口头威胁，喊叫，但没有打砸行为。

2级：打砸行为，局限在家里，针对财物，能被劝说制止。

3级：明显打砸行为，不分场合，针对财物，不能接受劝说而停止。

4级：持续的打砸行为，不分场合，针对财物或人，不能接受劝说而停止（包括自伤、自杀）。

5级：持械针对人的任何暴力行为，或者纵火、爆炸等行为，无论在家里还是公共场合。

3. **分类干预** 根据病人的危险性评估分级、社会功能状况、精神症状评估、自知力判断，以及病人是否存在药物不良反应或躯体疾病情况，对病人进行分类干预。

（1）病情不稳定病人：若危险性为3～5级，或精神症状明显、自知力缺乏、有严重药物不良反应或严重躯体疾病，对症处理后立即转诊到上级医院。必要时报告当地公安部门，2周内了解其治疗情况。对于未能住院或转诊的病人，联系精神专科医师进行相应处置，并在居委会人员、民警的共同协助下，2周内随访。

（2）病情基本稳定病人：若危险性为1～2级，或精神症状、自知力、社会功能状况至少有一方面较差，首先应判断是病情波动或药物疗效不佳，还是伴有药物不良反应或躯体症状恶化，分别采取在规定剂量范围内调整现用药物、查找原因对症治疗的措施，2周时随访；若处理后病情趋于稳定者，可维持目前治疗方案，3个月时随访；未达到稳定者，应请精神专科医生进行技术指导，1个月时随访。

（3）病情稳定病人：若危险性为0级，且精神症状基本消失，自知力基本恢复，社会功能处于一般或良好，无严重药物不良反应，躯体疾病稳定，无其他异常，继续执行上级医院制定的治疗方案，3个月时随访。

（4）每次随访，根据病人病情的控制情况，对病人及其家属进行有针对性的健康教育和生活技能训练等方面的康复指导，对家属提供心理支持和帮助。

4. 健康体检　在病人病情许可的情况下，征得监护人或病人本人同意后，每年进行1次健康检查，可与随访相结合。内容包括一般体格检查、血压、体重、血常规（含白细胞分类）、转氨酶、血糖、心电图。

（七）肺结核病人健康管理服务

1. 筛查及推介转诊　对辖区内前来就诊的居民或病人，如发现有慢性咳嗽、咳痰≥2周，咯血、血痰，或发热、盗汗、胸痛或不明原因消瘦等肺结核可疑症状者，在鉴别诊断的基础上，填写"双向转诊单"。推荐其到结核病定点医疗机构进行结核病检查。1周内进行电话随访，了解是否前去就诊，督促其及时就医。

2. 第一次入户随访　乡镇卫生院、村卫生室、社区卫生服务中心（站）接到上级专业机构管理肺结核病人的通知单后，要在 72 小时内访视病人，具体内容如下：

（1）确定督导人员，督导人员优先为医务人员，也可为病人家属。若选择家属，则必须对家属进行培训。同时与病人确定服药地点和服药时间。按照化疗方案，告知督导人员病人的"肺结核病人治疗记录卡"或"耐多药肺结核病人服药卡"的填写方法、取药的时间和地点，提醒病人按时取药和复诊。

（2）对病人的居住环境进行评估，告诉病人及家属做好防护工作，防止传染。

（3）对病人及家属进行结核病防治知识宣传教育。

（4）告诉病人出现病情加重、严重不良反应、并发症等异常情况时，要及时就诊。若 72 小时内 2 次访视均未见到病人，则将访视结果向上级专业机构报告。

3. 督导服药和随访管理

（1）督导服药

医务人员督导：病人服药日，医务人员对病人进行直接面视下督导服药。

家庭成员督导：病人每次服药要在家属的面视下进行。

（2）随访评估：对于由医务人员督导的病人，医务人员至少每月记录 1 次对病人的随访评估结果；对于由家庭成员督导的病人，基层医疗卫生机构要在病人的强化期或注射期内每 10 天随访 1 次，继续期或非注射期内每 1 个月随访 1 次。

评估是否存在危急情况，如有则紧急转诊，2 周内主动随访转诊情况。

对无须紧急转诊者，了解病人服药情况（包括服药是否规律、是否有不良反应），询问上次随访至此次随访期间的症状。询问其他疾病状况、用药史和生活方式。

4. 分类干预

（1）对于能够按时服药、无不良反应的病人，则继续督导服药，并预约下一次随访时间。

（2）病人未按定点医疗机构的医嘱服药，要查明原因。若是不良反应引起的，则转诊；若其他原因，则要对病人强化健康教育。若病人漏服药次数超过1周及以上，要及时向上级专业机构进行报告。

（3）对出现药物不良反应、并发症或合并症的病人，要立即转诊，2周内随访。

（4）提醒并督促病人按时到定点医疗机构进行复诊。

5. 结案评估　当病人停止抗结核治疗后，要对其进行结案评估。内容包括：记录病人停止治疗的时间及原因；对其全程服药管理情况进行评估；收集和上报病人的"肺结核病人治疗记录卡"或"耐多药肺结核病人服药卡"。同时，将病人转诊至结核病定点医疗机构进行治疗转归评估，2周内进行电话随访，了解是否前去就诊及确诊结果。

第三节
健康管理服务

　　家庭医生团队应为服务对象提供健康管理服务，包括对签约居民开展健康状况评估，在评估的基础上制定健康管理计划，并在管理周期内依照计划开展健康指导服务等。

一、健康管理服务内容

（一）健康状况评估

　　通过收集个人基本信息、生活行为方式、患病情况、家族史、营养状况、运动状况、功能检查信息、一般体格检查、与疾病相关的体格检查、心理健康状态评估、居住环境、工作状况及生活行为观察、服务需求等信息，从生理、心理、社会三个维度全面评价个人健康水平及疾病状况，并出具评估报告。

（二）制定健康管理计划

　　根据不同人群健康状况评估结果，制定健康管理计划，对于健康普通人群，以维护健康为目标，制定个性化的健康管理方案；对于 0 ~ 6 岁儿童、孕产妇、老年人、慢性病高危人群等重点人群，以预防疾病、促进健康为目标，制定针对性的健康服务方案；对于慢性病病人，应以提高慢性病的控制率为目标，制定慢性病管理方案，预防和延缓并发症的发生；对于高龄老人、残疾人、长期卧床病人等人群，提供心理慰藉、家庭护理、康复训练以及便捷及时的保健服务。

　　制定管理计划应包括以下内容：健康管理周期；健康指导

内容；健康指导对象；健康指导方式；健康状况监测周期；健康状况监测方式；健康状况监测内容；健康管理计划成效评估周期；健康管理计划成效评估方式；健康管理计划成效评估内容；健康管理计划成效评估结果处理方式。

（三）健康指导

健康指导内容根据制定的健康管理计划分类落实，包括：饮食、运动指导；心理疏导；对高危人员，需提供详细电话和住址及微信等信息，定期为病人发放相关健康资料，每天定时在微信上推送健康知识；对病人，除按照要求随访外，还需给予用药指导。

二、健康管理服务实施路径

1. 进行家庭医生服务签约　利用全科诊疗、老年人免费体检及预防接种等过程，向病人详细讲解家庭医生服务流程、内容、优势，经病人自愿同意后，签订家庭医生服务协议，并填写服务协议文书，涵盖个人基础信息、家庭情况、健康状况及医疗保险信息等初步资料。

2. 建立健康档案　1周内收集病人及家庭成员详细基础信息和健康信息，录入系统，建立并完善健康档案，进行动态管理。

3. 评估社会状况和健康状况　对病人家庭情况、居住环境、社会关系等做现场评估，同时进行健康体检，结合以往病史进行全面的身心健康问题筛查及风险评价，做总结分析。

4. 制定健康管理计划　结合健康档案、社会状况与体检资料，制定健康管理计划，对高血压、糖尿病等慢性病病人建立专案，按照管理规范进行追踪管理；对经评估量表调查显示存在焦虑、抑郁等不良情绪者，制定针对性心理指导计划；记录病人年龄、体重指数、吸烟史等，制定运动计划、戒烟限酒计划；开展全体性健康教育、家庭成员干预，制定周期性体检、年度健康体检、接种疫苗等全方位健康管理计划。

5. **落实健康管理服务**　家庭医生对签约者开展以家庭为单位的健康管理，落实上述管理计划。采用"动机谈话"方法引导病人加强自我管理，提高依从性；为病人提供门诊预约服务，内容包括就医指导、生活指导、心理咨询等；电话、短信方式通知健康计划，实施健康教育，引导病人及家人的自我管理和健康支持；必要时可入户服务，提供康复、用药指导及护理等；每个季度组织社区群体性健康教育活动，进行指导与交流。

6. 定期随访　每月由家庭医生团队对健康管理计划服务落实情况进行随访，对执行效果欠佳者进行预约复诊，并根据实际情况调整健康计划；根据疾病与管理控制情况对病人健康档案进行分级管理，每 6 个月预约居民到社区卫生服务中心或入户方式更新档案信息。

健康管理服务流程见图 3-2。

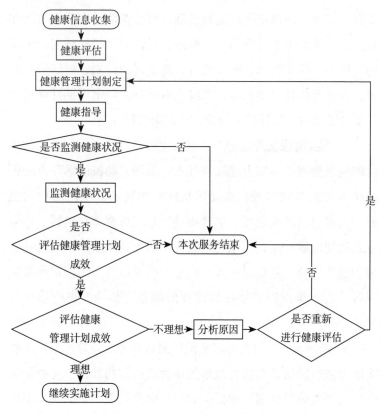

图 3-2 健康管理服务流程

第四节
健康科普与咨询服务

家庭医生团队根据签约居民的健康需求、季节特点、疾病流行情况等，通过门诊服务、出诊服务、网络互动平台等途径，采取面对面、社交软件、电话等方式提供个性化健康教育和健康咨询等。

一、健康科普与咨询服务内容

1. 根据健康教育内容向签约居民开展科普传播。

2. 针对签约居民提出的咨询问题给予答疑解惑，引导健康的生活方式和良好的行为习惯。

二、健康科普与咨询服务提供方式

服务对象为重点人群的，家庭医生团队应为其提供每年不低于 4 次的个体化健康教育服务，并做好记录；服务对象为高危高风险人群的，家庭医生团队应为其每年提供不低于 2 次的个体化健康教育服务，并做好记录；服务对象为其他人群的，家庭医生团队应为其提供每年不低于 1 次的个体化健康教育服务，并做好记录；家庭医生团队每年开展的专项个体化健康教育总量不低于 4 次。

签约对象健康教育服务流程应符合以下要求：一是评估服务对象的健康问题、健康危险因素；二是明确服务对象的健康教育提供方式和内容，向服务对象提供约定的健康教育服务。以社区老年慢性病病人为例，签约家庭医生后，由家庭医生团队根据疾病的风险程度、个体的健康需求等提供个性化健康教育和健康咨询等。

1. 制定个性化诊疗方案　除以首诊负责制进行常规社区健康教育外，签约社区家庭医生也为社区慢性病病人制定个性化诊疗方案：开展一对一个体化健康教育，做好血压、血糖等指标的个体健康管理；定期进行慢性病入户随访，了解病人病情及用药情况；举办慢性病健康教育讲座，提高老年居民对慢性病及健康危险因素的认识，传递健康科普知识。

2. **依据三级预防的原则进行个体干预** 社区家庭医生团队对高危人群侧重健康行为干预，着重改变其不良生活方式和行为；尤其注重对高危人群的个体化健康教育，通过生活干预及药物治疗，良好地控制老年慢性病病人病情，预防和延缓并发症发生。

3. **慢性病行为危险因素个体干预** 慢性病行为危险因素主要是生活方式改变，包括膳食结构变化、参加体育锻炼减少、超重或肥胖及烟草的使用等；不良的饮食习惯还可能导致相关心血管疾病危险因素，如高血压、糖尿病、血脂异常和肥胖；社区家庭医生团队在进行健康教育干预时，要全面考虑病人慢性病类型、生活方式、文化背景、是否肥胖、治疗情况、有无并发症；进行个体化健康指导，使病人选择适合病情的个体化健身方式，降低血糖和血压。

4. **病人用药个体干预** 社区老年慢性病病人往往服用多种药物，且服用药物时间较长，容易出现药物中毒和不良反应，社区家庭医生团队要指导病人正确用药，监督其不误服或过量服用药物，鼓励病人坚持按医嘱服药，提高其治疗依从性；指导病人定期复查血压、血脂、血糖、肾功能和眼底等指标，如病情变化随时就诊，预防并发症的发生。

5. **心理健康个体干预** 老年慢性病病人多存在恐惧、多虑、自卑等情绪，精神压力大，长期疾病困扰使他们丧失生活信心，社区家庭医生团队应给予病人个体化心理辅导，使其通过了解疾病知识，选择合适的生活方式和饮食方案，以积极的心态应对疾病，积极主动配合治疗。

第五节
上门服务

根据国家卫生健康委《关于规范家庭医生签约服务管理的指导意见》精神，在有条件的地区，针对行动不便、符合条件且有需求的签约居民，家庭医生团队可在服务对象居住场所按规范提供可及的治疗、康复、护理、安宁疗护、健康指导及家庭病床等服务，即上门服务。

一、服务对象

1. 建立家庭病床的居民。

2. 65 岁及以上老年人。

3. 一级和二级肢体残疾人。

4. 行动不便或卧病在床的贫困人群，经家庭医生评估确定需要提供上门医疗护理及康复服务的。

服务对象病情疑难复杂或不稳定，上门提供医疗服务存在医疗安全风险的；涉及医用毒麻药品、放射性药品、精神药品、居家输液等特殊管理药品等情况的，家庭医生不提供上门服务。

二、服务内容

坚持"适宜、可及、安全、有效"原则，结合基层医疗卫生机构实际，根据服务对象年龄、罹患疾病和残疾情况等因素，分类提供预约上门服务。

1. 按照《老年人健康管理服务规范》和《老年健康与医养结合服务管理工作规范》等，为 65 岁及以上老年人提供适宜可及的上门服务。

2. 按照《关于做好残疾人家庭医生签约服务工作的通知》和地方相关要求，为一级和二级肢体残疾人提供适宜可及的上门服务。

3. 为已签约的罹患疾病且行动不便的困难群众每年提供至少 2 次免费（不含医疗耗材费用）上门服务，提供适宜可及的有偿诊疗服务。

4. 为以上三类服务对象中纳入慢性病管理且病情稳定、但行动不便的病人提供每年 4 次的送药上门服务。

三、服务要求

1. 按照"定期＋按需"的原则，开展连续的巡诊上门服务，内容包括健康体检、老年病普查、常见病、多发病诊疗、发放健康处方、测量血压、健康教育等。

2. 开展巡诊服务时，应随带血压计、听诊器、常用药品、健康教育资料、健康处方和责任医生名片等。

3. 对已发现的老年常见病通过家庭随访的方式进行跟踪，以保证随访对象得到经济、有效的治疗。

4. 对慢性病（高血压、糖尿病、脑卒中、精神病、结核病、肿瘤等）病人开展健康咨询、用药指导、康复指导、行为干预等。

5. 对巡诊中发现的病情严重者，建议住院，出院后积极做好病人恢复期的医疗护理及康复工作。

6. 加强对辖区内各类基础信息的收集与汇总工作，在巡诊过程中或结束后及时认真记录巡诊情况，并归入服务对象的健康档案。

四、实施流程

1. 病人或家属提出申请，提供近两年来二级以上医院的诊断证明、出院小结（或门诊记录）、检查报告、病人身份证原件、监护人身份证原件及复印件。

2. 医务人员审核资料、核对资料，符合巡诊条件的，通知社保驻点工作人员上门核查。

3. 主诊医师按被保险人的病情填写家庭医生上门巡诊申请书，同时签家庭医生上门巡诊医疗协议书、医疗保险报销告知书、家庭医生签约协议书、新建家庭医生探访回执、日常生活能力评定量表等。

4. 主任或专员审核通过后上报。

5. 特殊人群经相关经办机构审核后，符合政府资助者可享受相应资助。

6. 主任或专员安排主诊医生、护士、康复师上门诊治。

7. 主诊医生、护士、康复师日常跟踪诊疗，及时书写门诊记录；同时，开展建立健康档案、家庭医生签约（包括病人家人）、慢性病随访等工作。

第六节
用药指导服务

家庭医生参与用药指导，有助于提高病人的正确用药认知、服药依从性及对医生的满意度和信任度，并能促进临床用药的合理性和安全性。有条件的地区，家庭医生团队可为有实际需求的签约居民配送医嘱内药品，并给予用药指导服务。

一、用药指导服务内容

用药指导的内容应该包括药品名称、正确的服药方法、服药的适宜时间、用药注意事项、潜在的不良反应、储存与保管等。

1. **药品名称** 交代药品的通用名称；对临时拆开分装的药品，不仅要口头交代药品名称，同时请病人核对，而且要在药袋上注明药品通用名称、规格和有效期。

2. **药品用法** 服药具体时间，如晚上睡前、餐前30分钟；服药方法或使用方法，如嚼碎服、舌下含服；服药次数及间隔时间，如每日几次、间隔几小时。不适当的用药时间和错误的用药方法，会使药物疗效降低，达不到预期治疗效果，甚至延误治疗时机，所以医师应特别注明并交代清楚。

3. **药物用量** 药品用量直接决定病人治疗的效果，在不影响用药安全、有效性的前提下，应尽量使用通俗易懂的语言、病人易于接受的方式交代药品的用量，如直接交代病人服用几片、几粒、几袋或几支，避免使用计量单位（如 g、mg、ml）。

4. **药物不良反应** 药物不良反应指正常剂量的药物用于预防、诊断、治疗疾病或调节生理功能时出现的有害的和与用药目的无关的反应。

几乎所有的药物都可引起不良反应，只是反应的程度和发生率不同。在向病人交代用药注意事项时，应告知病人所用药物可能出现的不良反应及发生不良反应后应采取的相应措施。例如：第一代抗组胺药（组胺 H_1 受体拮抗剂）马来酸氯苯那敏，因中枢神经活性强，受体特异性差，可致明显的镇静和抗胆碱作用，主要表现为安静、嗜睡、精神活动或工作能力难以集中等，应向病人交代服药后不要进行高空作业和车辆驾驶等工作，出现这些不良反应通常不必中断治疗，因为这些不良反应是可以恢复的功能性变化，停药后会恢复正常，不会损伤神经系统。服用含铁类制剂（如葡萄糖酸亚铁、乳酸亚铁）、含铋类制剂（如枸橼酸铋钾、胶体果胶铋）时，粪便会变成黑褐色，应告知病人这是正常的药物反应，不必惊慌，不要中断药物治疗。当服用吲哚美辛片、阿司匹林肠溶片、双氯芬酸钠肠溶片时，出现大便带血或出现黑便、柏油样便时，一般是药物不良反应引起消化道出血，应告知病人调整剂量或停止使用并及时咨询医生对症处理。

5. **药物相互作用和配伍禁忌** 由于药物的种类越来越多，联合用药的情况也逐渐增多。联合用药不但在体外可产生变化，药物在体内也发生相互作用而影响作用和疗效，应告知病人如何减少甚至避免药物间（药物与食物）不利的相互作用，如何增强药物间（药物与食物）有利的相互作用。例如：肠炎病人处方为左氧氟沙星和枯草杆菌肠球菌二联活菌多维颗粒两种药物，应交代病人服用左氧氟沙星早晚各一次，即每 12 小时一次，多饮水以避免尿路结晶；因左氧氟沙星会杀灭枯草杆菌肠球菌二联活菌多维颗粒的活性菌，所以应与服左氧氟沙星至少间隔 2 小时后，再服用枯草杆菌肠球菌二联活菌多维颗粒。同样，阿莫西林颗粒与蒙脱石散也应至少间隔 2 小时服用，因蒙脱石散可吸附阿莫西林而降低其疗效。

6. 储存与保管　发放药物时，应向病人认真交代，按药品规定进行储存与保管，以确保药品质量，特别是夏季气温高、光照强烈、湿度大的地区，若不按照规定进行储存与保管，药品极易失效。部分药物保存的温度应控制在 2～8℃；药物开启后期限一般为 20 天；药物存放要避光，可置于冰箱内冷藏。例如诺和灵 50R 笔芯，开封前应放在冰箱 2～8℃保存，使用中不必拔下针头，也不必放在冰箱中，可在室温下（不超过 25℃）存放 4 周。

7. 注意事项　如服用可能出现嗜睡、眩晕、幻觉及视物模糊的药物，应避免驾车、从事机械操作或高空作业。贴膏药时需要注意不要换得过勤或过少，一般一张药膏的药效可维持1～2 天，局部有红肿、感染糜烂时不能贴膏药，孕妇的腰、腹部、肚脐以及下肢三阴交等穴位处，不能贴膏药。

二、用药指导服务提供方式

1. 门诊面对面沟通　病人在社区卫生服务中心就诊或取药时，由家庭医生团队成员中的全科医生（药师）开展面对面的沟通，全科医生仔细询问病人的疾病史、致病原因、服药史、过敏史等基本情况，询问病人的用药习惯，并记录不良用药习惯原因、后果等。在详细了解和评估病人用药情况的基础上，根据每例病人具体存在的问题制定个性化用药指导方案，对病人用药存在的误区进行重点宣教，提升病人安全用药的意识。药师根据处方和病人病情，按需发放药物，特殊药物在包装上注明药物用量和使用方法，并向病人详尽说明。每次随访时，对病人开展一对一安全用药健康教育，考察病人对于用药方法和习惯的掌握程度，是否存在不良用药行为，如果存在及时进行纠正。

2. **互联网诊疗协同药物配送** 有条件的地区，家庭医生团队可为有实际需求的签约居民配送医嘱内药品，并给予用药指导服务。通过"互联网＋"，家庭医生团队可在线上开展慢性病的急症处置、用药指导、药品不良反应监测、用药咨询服务，病人可与团队中的药师进行一对一沟通。同时，利用互联网平台将病人药物治疗信息与移动端程序相结合，不仅可减少病人对药品信息的不对称性认知，也可向病人普及安全用药知识。

3. **远程指导用药** 家庭医生团队可提供签约居民的长处方、延伸处方等便捷用药服务。对于病情稳定且需要长期用药的慢性病病人，在签约家庭医生处就诊时，家庭医生可以开具一次性治疗性用药 1 ~ 3 个月的处方，满足签约居民的服务需求。同时，家庭医生团队应加强电话或微信随访，详细询问病人用药情况和用药反应，交代清楚注意事项，叮嘱病人出现不适立即就医，不自行处置不适，以免造成不良后果。

4. **沙龙或健康讲座** 家庭医生团队成员通过定期的安全用药健康知识讲座或组织沙龙，普及用药知识，让病人充分了解正确用药的重要性和相关知识，纠正病人用药认知误区，提升病人用药安全意识。

第七节
签约服务提供方式

家庭医生签约服务实行分类签约、有偿签约、差别化签约，提供服务的内容以服务包形式体现。本节主要以广东省为例，介绍家庭医生服务包分类及提供方式。

一、服务包分类

家庭医生签约服务包分为基本服务包（含基本医疗服务项目、基本公共卫生服务项目）及个性化服务包。每类人群的服务包又分为免费包（即该类人群的基本公共卫生项目包）、初级包、中级包、高级包等4个档次，以满足居民对多层次的健康需求。签约居民视自身需求自愿选择签约一种或多种类型服务包。

二、服务包的提供方式

家庭医生签约服务包是家庭医生团队向签约居民提供的约定服务项目，须在签约协议书中列明，并可按照签约居民个人意愿和个体差异对同一类签约服务包的服务项目作出微调。家庭医生团队应按约定的项目和年服务频次进行服务，既作为规范服务的依据，也作为家庭医生团队绩效考核的依据之一。

为贯彻落实《关于推进家庭医生签约服务的指导意见》，

2016年，广东省卫生计生委、省中医药局联合制定了广东省家庭医生签约服务包（第一批）（表3-1、表3-2），各级可根据实际服务情况，因地制宜，制定多层次、多类型的本地化服务包，推行服务项目自选包，供居民自主选择、自愿签约，以满足服务对象的多样化需求。

表 3-1　广东省家庭医生签约服务包（基本服务包）

签约适合对象	服务包名称	服务包服务项目	年服务次数	服务内涵	备注
一般人群	基本公共卫生项目包	1. 建立健康档案：为签约居民建立健康档案。已建档签约居民，对档案内容进行修改完善			
		2. 管理健康档案：调取居民的健康档案，根据复诊情况，及时更新、补充相应记录内容			
	初级包	1. 基本公共卫生项目包			
		2. 基层医疗卫生机构一般诊疗费	≤ 10 次		
		3. 健康咨询	2		
		4. 疾病健康教育	2		
	初级包（中医药服务包）	1. 基本公共卫生项目包			
		2. 中医辨证论治	4	中药辨证处方指导	医生给予病人中药处方，病人自行购买药物
		3. 辨证施膳指导	4	食疗方指导	

签约适合对象	服务包名称		服务包服务项目	年服务次数	服务内涵	备注
一般人群	中级包		1. 初级包	1		
			2. 血常规：三分类/五分类	1		
			3. 尿液分析	1		
			4. 葡萄糖测定	1		
			5. 血清尿酸测定	1		
			6. 常规心电图检查	1		
			7. 血清总胆固醇测定	1		
			8. 血清甘油三酯测定	1		
			9. 血清高密度脂蛋白胆固醇测定	1		
			10. 血清低密度脂蛋白胆固醇测定	1		
	中级包（中医药服务包）	小儿咳嗽、哮喘	1. 初级包	1		
			2. 普通针刺	6		10穴/次
			3. 穴位贴敷治疗	6		8穴/次
			4. 雾化吸入	6	中药雾化吸入	中药另外计费
		普通感冒	1. 初级包	1		
			2. 刮痧治疗	4		
		慢性肺气肿	1. 初级包	1		
			2. 穴位贴敷治疗	4		10穴/次
			3. 耳针	4	耳穴压豆	单耳；8穴/次
		便秘	1. 初级包	1		
			2. 内科、妇科疾病推拿治疗	4	内科疾病	20分钟
			3. 穴位贴敷治疗	4		10穴/次

签约适合对象	服务包名称	服务包服务项目	年服务次数	服务内涵	备注
一般人群	中级包（中医药服务包）	4. 耳针	4	耳穴压豆	单耳；8穴/次
		5. 普通针刺	4		10穴/次
		6. 电针	4		6穴/次
		1. 初级包	1		
		2. 普通针刺	7		10穴/次
		3. 电针	7		6穴/次
		4. 穴位贴敷治疗	7		10穴/次
		5. 拔罐疗法	7		10罐
		6. 中药热奄包治疗/中药封包治疗	7		2处
		1. 初级包	1		
		2. 普通针刺	7		10穴/次
		3. 电针	7		6穴/次
		4. 穴位贴敷治疗	7		10穴/次
		5. 拔罐疗法	7		10罐
		6. 中药热奄包治疗/中药封包治疗	7		2处
		7. 红外线治疗	7	TDP治疗	
		1. 初级包	1		
		2. 普通针刺	7		10穴/次
		3. 电针	7		6穴/次
		4. 穴位贴敷治疗	7		10穴/次
		5. 拔罐疗法	7		10罐
		6. 红外线治疗	7	TDP治疗	

（表格左侧纵向分组：便秘、腰腿痛、腰肌劳损、肩周炎）

签约适合对象	服务包名称	服务包服务项目	年服务次数	服务内涵	备注
一般人群	中级包（中医药服务包）	1. 初级包	1		
	颈椎病	2. 普通针刺	7		10穴/次
		3. 电针	7		6穴/次
		4. 灸法	7	艾灸	6穴/次
		5. 穴位贴敷治疗	7		10穴/次
		6. 中药热奄包治疗/中药封包治疗	7		2处
		7. 红外线治疗	7	TDP治疗	
	慢性胃炎（胃痛）	1. 初级包	1		
		2. 普通针刺	7		10穴/次
		3. 电针	7		6穴/次
		4. 穴位贴敷治疗	7		10穴/次
		5. 拔罐疗法	7		10罐
		6. 中药热奄包治疗/中药封包治疗	7		2处
		7. 红外线治疗	7	TDP治疗	
	面瘫	1. 初级包	1		
		2. 普通针刺	7		10穴/次
		3. 电针	7		6穴/次
		4. 灸法	7	艾灸	6穴/次
		5. 放血疗法	7		
		6. 梅花针	7		
	痛经	1. 初级包	1		
		2. 普通针刺	7		10穴/次
		3. 电针	7		6穴/次
		4. 灸法	7	艾灸	6穴/次

签约适合对象	服务包名称	服务包服务项目	年服务次数	服务内涵	备注
一般人群	中级包（中医药服务包）	痛经 5. 穴位贴敷治疗	7		10穴/次
		痛经 6. 中药热奄包治疗/中药封包热敷	7		2处
		中风恢复期 1. 初级包	1		
		中风恢复期 2. 普通针刺	14		10穴/次
		中风恢复期 3. 电针	14		6穴/次
		中风恢复期 4. 灸法	14	艾灸	6穴/次
		中风恢复期 5. 穴位贴敷治疗	14		10穴/次
		骨折术后康复 1. 初级包	1		
		骨折术后康复 2. 普通针刺	14		10穴/次
		骨折术后康复 3. 电针	14		6穴/次
		骨折术后康复 4. 灸法	14	艾灸	6穴/次
		骨折术后康复 5. 穴位贴敷治疗	14		10穴/次
		骨折术后康复 6. 刮痧治疗	14		
		骨折术后康复 7. 中药热奄包治疗/中药封包治疗	14		2处
		骨折术后康复 8. 红外线治疗	14	TDP治疗	
		肿瘤（肺癌、肠癌、肝癌等） 1. 初级包	1		
		肿瘤（肺癌、肠癌、肝癌等） 2. 健康咨询	14	防治肿瘤健康咨询	
		肿瘤（肺癌、肠癌、肝癌等） 3. 辨证施膳指导	14	食疗方指导	

签约适合对象	服务包名称		服务包服务项目	年服务次数	服务内涵	备注
一般人群	中级包（中医药服务包）	肿瘤（肺癌、肠癌、肝癌等）	4. 家庭巡诊	14	肿瘤病人随访，包括日常康复治疗、手术、放疗及化疗等治疗的健康咨询	
			5. 心理咨询	14		
	高级包		1. 中级包	1		
			2. 血清丙氨酸氨基转移酶测定	1		
			3. 血清天冬氨酸氨基转移酶测定	1		
			4. 血清 γ- 谷氨酰基转移酶测定	1		
			5. 肌酐测定	1		
			6. 尿素测定	1		
			7. 超声常规检查	1	腹部	超声计算机图文报告另外收费

续表

签约适合对象	服务包名称	服务包服务项目	年服务次数	服务内涵	备注
一般人群	高级包（中医药）				
	小儿咳嗽、哮喘	1. 中级包	1		
		2. 拔罐疗法	6		10 罐
		3. 小儿捏脊治疗	6		
	感冒	1. 中级包	1		
		2. 耳针	4	耳穴压豆	单耳；8 穴 / 次
		3. 梅花针	4		
		4. 放血疗法	4		
	慢性支气管炎、肺气肿	1. 中级包	1		
		2. 内科、妇科疾病推拿治疗	4	内科疾病	20 分钟
	便秘	1. 中级包	1		
		2. 其他推拿治疗	7	腹部、腰部	20 分钟
		3. 灸法	7		10 穴 / 次
		4. 拔罐治疗	7		10 罐
	腰腿痛	1. 中级包	1		
		2. 灸法	7	艾灸	6 穴 / 次
		3. 刮痧治疗	7		
		4. 耳针	7	耳穴压豆	单耳；8 穴 / 次
		5. 腰椎间盘突出推拿治疗	7	腰部疾病	20 分钟
		6. 手指点穴	7		阿是穴点穴按摩疗法，8 穴 / 次
		7. 放血疗法	7		

签约适合对象	服务包名称		服务包服务项目	年服务次数	服务内涵	备注
一般人群	高级包（中医药）	腰腿痛	8. 梅花针	7		
			9. 红外线治疗	7	TDP治疗	
			10. 磁热疗法	7		3个部位
		腰肌劳损	1. 中级包	1		
			2. 灸法	7	艾灸	6穴/次
			3. 刮痧治疗	7		
			4. 耳针	7	耳穴压豆	单耳；8穴/次
			5. 腰椎间盘突出推拿治疗	7	腰部疾病	
			6. 手指点穴	7		阿是穴点穴按摩疗法，8穴/次
			7. 梅花针	7		
			8. 放血疗法	7		
			9. 磁热疗法	7		3个部位
		肩周炎	1. 中级包	1		
			2. 灸法	7	艾灸	6穴/次
			3. 刮痧治疗	7		
			4. 耳针	7	耳穴压豆	单耳；8穴/次
			5. 肩周炎推拿治疗	7		20分钟
			6. 手指点穴	7		阿是穴点穴按摩疗法，8穴/次

签约适合对象	服务包名称	服务包服务项目	年服务次数	服务内涵	备注
一般人群	高级包（中医药）	肩周炎	7. 中药热奄包治疗 / 中药封包治疗	7		2 处
			8. 放血疗法	7		
			9. 梅花针	7		
			10. 磁热疗法	7		3 个部位
		颈椎病	1. 中级包	1		
			2. 刮痧治疗	7		
			3. 耳针	7	耳穴压豆	单耳；8 穴 / 次
			4. 拔罐疗法	7		10 罐
			5. 颈椎病推拿治疗	7		20 分钟
			6. 手指点穴	7		阿是穴点穴按摩疗法，8 穴 / 次
			7. 梅花针	7		
			8. 放血疗法	7		
			9. 磁热疗法	7		3 个部位
		慢性胃炎(胃痛)	1. 中级包	1		
			2. 灸法	7	艾灸	6 穴 / 次
			3. 刮痧治疗	7		
			4. 耳针	7	耳穴压豆	单耳；8 穴 / 次
			5. 内科、妇科疾病推拿治疗	7	内科疾病	
			6. 手指点穴	7		阿是穴点穴按摩疗法，8 穴 / 次
			7. 磁热疗法	7		3 个部位

签约适合对象	服务包名称	服务包服务项目	年服务次数	服务内涵	备注
一般人群	高级包（中医药）	1. 中级包	1		
		2. 刮痧治疗	7		
		3. 拔罐疗法	7		10 罐
		4. 耳针	7	耳穴压豆	单耳；8 穴 / 次
	痛经	5. 内科、妇科疾病推拿治疗	7	妇科疾病	20 分钟
		6. 手指点穴	7		阿是穴点穴按摩疗法，8 穴 / 次
		7. 梅花针	7		
		8. 放血疗法	7		
		9. 红外线治疗	7	TDP治疗	
		10. 磁热疗法	7		3 个部位
	面瘫	1. 中级包	1		
		2. 刮痧治疗	7		
		3. 拔罐疗法	7		10 罐
		4. 耳针	7	耳穴压豆	单耳；8 穴 / 次
		5. 其他推拿治疗	7	面部肌肉	
		6. 手指点穴	7		阿是穴点穴按摩疗法，8 穴 / 次
		7. 梅花针	7		

签约适合对象	服务包名称	服务包服务项目	年服务次数	服务内涵	备注
一般人群	高级包（中医药）	面瘫	8. 放血疗法	7		
			9. 红外线治疗	7	TDP治疗	
			10. 磁热疗法	7		3个部位
		中风恢复期	1. 中级包	1		
			2. 刮痧治疗	14		
			3. 耳针	14	耳穴压豆	单耳；8穴
			4. 拔罐疗法	14		10罐
			5. 其他推拿治疗	14	偏瘫肢体推拿	
			6. 手指点穴	14		阿是穴点穴按摩疗法，8穴/次
			7. 中药热奄包治疗/中药封包治疗	14		2处
			8. 梅花针	14		
			9. 放血疗法	14		
			10. 红外线治疗	14	TDP治疗	
			11. 磁热疗法	14		3个部位
		骨折恢复期	1. 中级包	1		
			2. 耳针	14	耳穴压豆	单耳，8穴/次
			3. 拔罐疗法	14		10罐
			4. 其他推拿治疗	14		20分钟

续表

签约适合对象	服务包名称	服务包服务项目	年服务次数	服务内涵	备注
一般人群	高级包（中医药）	骨折恢复期	5. 手指点穴	14		阿是穴点穴按摩疗法，10穴/次
			6. 梅花针	14		
			7. 放血疗法	14		
			8. 磁热疗法	14		3个部位
		肿瘤（肺癌、肠癌、肝癌等）	1. 中级包	1		
			2. 灸法	14	艾灸	6穴/次
			3. 穴位贴敷治疗	14		10穴/次
			4. 耳针	14	耳穴压豆	单耳，8穴/次
			5. 疾病健康教育	14		
老年人	基本公共卫生项目包	按照《国家基本公共卫生服务项目》中的"老年人健康管理"项目提供			
	初级包	1. 基本公共卫生项目包			
		2. 基层医疗卫生机构一般诊疗费	≤10次		
		3. 健康咨询	2		
		4. 疾病健康教育	2		
	中级包	1. 初级包	1		
		2. 血常规：三分类/五分类	1		除基本公共卫生服务以外
		3. 尿液分析	1		除基本公共卫生服务以外

签约适合对象	服务包名称	服务包服务项目	年服务次数	服务内涵	备注
老年人	中级包	4. 粪便常规	1		
		5. 血清丙氨酸氨基转移酶测定	1		除基本公共卫生服务以外
		6. 血清天冬氨酸氨基转移酶测定	1		除基本公共卫生服务以外
		7. 血清γ-谷氨酰基转移酶测定	1		
		8. 肌酐测定	1		除基本公共卫生服务以外
		9. 尿素测定	1		除基本公共卫生服务以外
		10. 葡萄糖测定	1		除基本公共卫生服务以外
		11. 血清尿酸测定	1		
		12. 血清总胆固醇测定	1		除基本公共卫生服务以外
		13. 血清甘油三酯测定	1		除基本公共卫生服务以外
		14. 血清高密度脂蛋白胆固醇测定	1		除基本公共卫生服务以外

签约适合对象	服务包名称	服务包服务项目	年服务次数	服务内涵	备注
老年人	中级包	15. 血清低密度脂蛋白胆固醇测定	1		除基本公共卫生服务以外
		16. 常规心电图检查	1		除基本公共卫生服务以外
		17. 超声常规检查	1	腹部	除基本公共卫生服务以外,超声计算机图文报告另外收费
		18. 家庭巡诊	1		
	高级包	1. 中级包	1		
		2. 癌胚抗原(CEA)测定	1		
		3. 甲胎蛋白(AFP)测定	1		
		4. 糖类抗原测定	1		
		5. 前列腺特异性抗原测定	1		
0~6岁儿童	基本公共卫生项目包	按照《国家基本公共卫生服务项目》中的"0~6岁儿童健康管理"项目提供			
	初级包	1. 基本公共卫生项目包			
		2. 基层医疗卫生机构一般诊疗费	≤10次		
		3. 健康咨询	2		
		4. 疾病健康教育	2		

续表

签约适合对象	服务包名称	服务包服务项目	年服务次数	服务内涵	备注
0～6岁儿童	中级包	1. 初级包	1		
		2. 婴幼儿健康体检	2		除基本公共卫生服务以外的健康体检
		3. 血常规：三分类/五分类	1		除基本公共卫生服务以外
		4. ABO红细胞定型	1		
		5. 尿液分析	1		
		6. 粪便常规	1		
		7. 粪寄生虫卵集卵镜检	1		
		8. 隐血试验	1		
		9. 氟防龋治疗	1		每牙
	高级包	1. 中级包	1		
		2. 儿童发育量表	2		
		3. 引导式教育训练	2		
		4. 微量元素测定	1		每种元素计费一次，含元素七项（铅、锰、锌、铁、铜、镁、钙）
		5. 乙型肝炎表面抗体测定	1		
		6. 25羟维生素D测定	1		

签约适合对象	服务包名称	服务包服务项目	年服务次数	服务内涵	备注
孕产妇	基本公共卫生项目包	按照《国家基本公共卫生服务项目》中的"孕产妇健康管理"项目提供			
	初级包	1. 基本公共卫生项目包			
		2. 基层医疗卫生机构一般诊疗费	≤10次		
		3. 健康咨询	2		
		4. 疾病健康教育	2		
	中级包	1. 初级包	1		
		2. 血常规:三分类/五分类	1		
		3. 尿液分析	1		
		4. 超声常规检查	1	妇科	超声计算机图文报告另外收费
	高级包	1. 中级包	1		
		2. 血清总胆固醇测定	1		
		3. 血清甘油三酯测定	1		
		4. 血清丙氨酸氨基转移酶测定	1		
		5. 血清天冬氨酸氨基转移酶测定	1		
		6. 尿素测定	1		
		7. 葡萄糖测定	1		
		8. 阴道分泌物检查	1		
		9. 细菌性阴道病唾液酸酶测定	1		

签约适合对象	服务包名称	服务包服务项目	年服务次数	服务内涵	备注
高血压人群	基本公共卫生项目包	按照《国家基本公共卫生服务项目》中的"高血压病人健康管理"项目提供			
	初级包	1. 基本公共卫生项目包			
		2. 基层医疗卫生机构一般诊疗费	≤10次		
		3. 健康咨询	2		
		4. 疾病健康教育	2		
	中级包	1. 初级包	1		
		2. 葡萄糖测定	1	空腹	
		3. 尿液分析	1		
		4. 肌酐测定	1		
		5. 尿素测定	1		
		6. 血清丙氨酸氨基转移酶测定	1		
		7. 血清天冬氨酸氨基转移酶测定	1		
		8. 血清总胆固醇测定	1		
		9. 血清甘油三酯测定	1		
		10. 血清高密度脂蛋白胆固醇测定	1		
		11. 血清低密度脂蛋白胆固醇测定	1		
		12. 血清尿酸测定	1		
	高级包	1. 中级包	1		
		2. 尿微量白蛋白测定	1		
		3. 肌酐测定	1	尿	
		4. 血同型半胱氨酸测定	1		
		5. 常规心电图检查	1		

签约适合对象	服务包名称	服务包服务项目	年服务次数	服务内涵	备注
高血压人群	高级包	6. 动态血压监测	1	含电池费用；包括运动血压监测	动态血压监测（24小时）
		7. 超声常规检查	1	腹部	超声计算机图文报告另外收费
		8. 经胸心脏彩色多普勒超声	1		超声计算机图文报告另外收费
		9. 颈部血管彩色多普勒超声	1		超声计算机图文报告另外收费
高血压高危人群①	基本公共卫生项目包	1. 建立健康档案　为签约居民建立健康档案。已建档签约居民，对档案内容进行修改完善			
		2. 管理健康档案　调取居民的健康档案，根据复诊情况，及时更新、补充相应记录内容			
		3. 如属于老年人、孕产妇等重点人群，则按《国家基本公共卫生服务项目》中的相应项目提供基本公共卫生服务			
	初级包	1. 基本公共卫生项目包			
		2. 基层医疗卫生机构一般诊疗费	≤10次		
		3. 健康咨询	2		
		4. 疾病健康教育	2		

签约适合对象	服务包名称	服务包服务项目	年服务次数	服务内涵	备注
高血压高危人群①	中级包	1. 初级包	1		
		2. 葡萄糖测定	1	空腹	
		3. 尿液分析	1		
		4. 肌酐测定	1		
		5. 尿素测定	1		
		6. 血清总胆固醇测定	1		
		7. 血清甘油三酯测定	1		
		8. 血清高密度脂蛋白胆固醇测定	1		
		9. 血清低密度脂蛋白胆固醇测定	1		
	高级包	1. 中级包	1		
		2. 超声常规检查	1	腹部	超声计算机图文报告另外收费
		3. 常规心电图检查	1		
糖尿病人	基本公共卫生项目包	按照《国家基本公共卫生服务项目》中的"2型糖尿病病人健康管理"项目提供			
	初级包	1. 基本公共卫生项目包			
		2. 基层医疗卫生机构一般诊疗费	≤10次		
		3. 健康咨询	2		
		4. 疾病健康教育	2		

签约适合对象	服务包名称	服务包服务项目	年服务次数	服务内涵	备注
糖尿病人	中级包	1. 初级包	1		
		2. 葡萄糖测定	2	空腹	除基本公共卫生服务以外
		3. 葡萄糖测定	2	餐后2小时	
		4. 糖化血红蛋白测定	2		
		5. 尿液分析	1		
		6. 肌酐测定	1		
		7. 尿素测定	1		
		8. 尿微量白蛋白测定	1		
		9. 血清丙氨酸氨基转移酶测定	1		
		10. 血清天冬氨酸氨基转移酶测定	1		
		11. 血清 γ- 谷氨酰基转移酶测定	1		
		12. 血清总胆固醇测定	1		
		13. 血清甘油三酯测定	1		
		14. 血清高密度脂蛋白胆固醇测定	1		
		15. 血清低密度脂蛋白胆固醇测定	1		
		16. 血清尿酸测定	1		

签约适合对象	服务包名称	服务包服务项目	年服务次数	服务内涵	备注
糖尿病人	高级包	1. 中级包	1		
		2. 血清胰岛素测定	1		
		3. 血清 C 肽测定	1		
		4. 血清促甲状腺激素测定	1	血脂异常或年龄 > 50 岁女性	
		5. 常规心电图检查	1		
		6. 裂隙灯下眼底检查	1		
		7. 无创性动脉硬化检测	1	踝臂指数（ABI）	
		8. 动态血压监测	1	含电池费用；包括运动血压监测	动态血压监测（24 小时）
		9. 彩色多普勒超声常规检查	1	腹部、泌尿系	超声计算机图文报告另外收费
		10. 经胸心脏彩色多普勒超声	1		超声计算机图文报告另外收费
		11. 颈部血管彩色多普勒超声	1		超声计算机图文报告另外收费

签约适合对象	服务包名称	服务包服务项目	年服务次数	服务内涵	备注
糖尿病人	高级包	12. 四肢血管彩色多普勒超声	1		超声计算机图文报告另外收费
		13. 全口牙病系统检查与治疗设计	1		
糖尿病高危人群②	基本公共卫生项目包	1. 建立健康档案　为签约居民建立健康档案。已建档签约居民,对档案内容进行修改完善			
		2. 管理健康档案　调取居民的健康档案,根据复诊情况,及时更新、补充相应记录内容			
		3. 如属于老年人、孕产妇等重点人群,则按《国家基本公共卫生服务项目》中的相应项目提供基本公共卫生服务			
	初级包	1. 基本公共卫生项目包			
		2. 基层医疗卫生机构一般诊疗费	≤10次		
		3. 健康咨询	2		
		4. 疾病健康教育	2		
	中级包	1. 初级包	1		
		2. 葡萄糖测定	1	空腹	
		3. 葡萄糖测定	1	餐后2小时	
		4. 葡萄糖耐量试验	1		
		5. 血清总胆固醇测定	1		
		6. 血清甘油三酯测定	1		
		7. 血清高密度脂蛋白胆固醇测定	1		

续表

签约适合对象	服务包名称	服务包服务项目	年服务次数	服务内涵	备注
糖尿病高危人群②	中级包	8. 血清低密度脂蛋白胆固醇测定	1		
		9. 血清尿酸测定	1		
	高级包	1. 中级包	1		
		2. 超声常规检查	1	腹部	超声计算机图文报告另外收费
		3. 常规心电图检查	1		

备注：①根据《中国高血压基层管理指南》（2014 年修订版），易患人群包括：血压高值［收缩压 130～139 和/或舒张压 85～89mmHg］。超重（BMI 为 24.0～27.9kg/m²）或肥胖（BMI ≥ 28kg/m²）；和/或向心性肥胖：腰围≥ 90cm（2.7 尺，男），≥ 85cm（2.5 尺，女）。高血压家族史（一、二级亲属）。长期膳食高盐。长期过量饮酒［白酒≥ 100ml（2 两）/d］。年龄≥ 55 岁。

②根据《中国 2 型糖尿病防治指南（基层版）》，糖尿病高危人群包括：有糖调节受损史、年龄＞ 45 岁、超重或肥胖（BMI ＞ 24kg／m²）、2 型糖尿病患者的一级亲属、高危种族、有巨大儿（出生体重＞ 4kg）生产史、妊娠糖尿病病史、高血压或正在接受降压治疗、血脂异常或正在接受调脂治疗、心脑血管疾病患者、有一过性糖皮质激素诱发糖尿病病史者、BMI ＞ 24kg/m² 的多囊卵巢综合征患者、严重精神病和/或长期接受抗抑郁症药物治疗的患者、静坐生活方式者。

表 3-2　广东省家庭医生签约服务包（个性化服务包）

签约适合对象	服务包名称	服务包服务内容	年服务次数	备注
一般人群	初级包	1. 签约咨询　指具有执业资格的医师/护士接受居民对签约服务内容、服务流程等的咨询，了解居民健康状况，指导其进行签约	1	
		2. 个体化签约服务　对辖区内居民的个人健康信息进行收集、整理、初步评估后，指导居民匹配符合个人的团队及服务内容，解释服务流程，并签署知情同意书，明确双方责任及权利	1	
		3. 预约就诊服务　提供预约服务。通过电话、网络等多种预约方式，为签约病人提供疾病诊疗和健康管理预约服务	≤ 10 次	
		4. 双向转诊服务　包括：转诊条件的确定、与病人和家属意愿达成共识、与转诊机构进行沟通联系、病人病历资料的整理与交接、辅助转诊方法的确定、转诊后对病人病情的追踪随访等	由接诊医生按病情需要，≤ 10 次	
	初级包（中医药服务包）	1. 个体化中医保健运动处方指导（日常中医健康保健指导，如八段锦、太极拳指导）	4	
		2. 中医体质辨识	4	
		3. 中医健康调养咨询	4	
	中级包	1. 初级包		
		2. 血压测量　诊室内进行标准血压测量	1	

签约适合对象	服务包名称	服务包服务内容	年服务次数	备注
一般人群	中级包	3. 运动咨询 指具有专业资质的健康管理师了解运动状况,进行运动方式的选择以及运动量的指导	1	
		4. 药事服务费 指医生、药师、护士及其他技术人员为门诊、急诊、住院病人开具处方医嘱,调剂、发放、使用药品,开展用药指导和临床用药监测的专业活动	≤ 10 次	
	中级包(中医药服务包)	1. 初级包(中医药服务包)	1	
		2. 每年接受主治以上职称中医医师"健康面对面"指导	1	
	高级包	1. 中级包	1	
		2. 超声骨密度测定	1	
		3. 运动处方 根据病人所患疾病或健康状况,制定个体化运动处方,包括运动方式、运动强度和时间的制定	1	
		4. 健康处方 根据个体特点给予针对性健康指导处方,包括饮食、疾病预防、病后膳食指导等	≤ 10 次	
		5. 全人健康水平与疾病状况评估 通过收集个人基本信息、生活行为方式、患病情况、家族史、营养状况、运动状况、功能检查信息、一般体格检查、与疾病相关的体格检查、心理健康状态评估、居住环境、工作状况及生活行为观察、服务需求等信息,从生理、心理、社会三个维度全面评价个人健康水平及疾病状况,并出具评估报告	1	

签约适合对象	服务包名称	服务包服务内容	年服务次数	备注
一般人群	高级包	6. 全人慢性病风险管控方案及咨询 根据全人健康水平与疾病状况评估结果,针对存在的慢性病风险制定个性化的包括生活方式指导、营养指导、运动指导、心理调节、戒烟和体重管理等的全人管控方案,并指导其实施	1	
	高级包(中医药服务包)	1. 中级包(中医药服务包)	1	
		2. 中医药康复指导(根据病人的情况,制定中医药康复训练计划和追踪)	2	
		3. 中药沐足外洗方指导(中医辨证论治指导,制定沐足处方)	4	
老年人	初级包	1. 签约咨询 指具有执业资格的医师/护士接受居民对签约服务内容、服务流程等的咨询,了解居民健康状况,指导其进行签约	1	
		2. 个体化签约服务 对辖区内居民的个人健康信息进行收集、整理、初步评估后,指导居民匹配符合个人的团队及服务内容,解释服务流程,并签署知情同意书,明确双方责任及权利	1	
		3. 预约就诊服务 提供预约服务。通过电话、网络等多种预约方式,为签约病人提供疾病诊疗和健康管理预约服务	≤10次	

签约适合对象	服务包名称	服务包服务内容	年服务次数	备注
老年人	初级包	4. 双向转诊服务 包括:转诊条件的确定、与病人和家属意愿达成共识、与转诊机构进行沟通联系、病人病历资料的整理与交接、辅助转诊方法的确定、转诊后对病人病情的追踪随访等	由接诊医生按病情需要,≤ 10 次	
		5. 生活质量评估 用国际统一的量表对病人进行主观生活质量(日常生活满意指数)和客观生活质量(功能性限制分布量表)的评定,并形成书面报告	1	
		6. 血压测量 诊室内进行标准血压测量	1	
	中级包	1. 初级包	1	
		2. 常见老年性疾病预防指导 指多种方式指导如何预防老年痴呆、骨质疏松等老年性疾病	1	
		3. 老年人意外伤害防范指导 指导日常防跌倒等具体措施,含入户指导防跌倒设施等	1	
		4. 运动咨询 指具有专业资质的健康管理师了解运动状况,进行运动方式的选择以及运动量的指导	1	
		5. 老年人睡眠状况评估	1	
		6. 老年生活能力评估 反映老年人综合障碍,包括身体与精神方面的评估方法	1	
		7. 老年人跌倒评估	1	

签约适合对象	服务包名称	服务包服务内容	年服务次数	备注
老年人	中级包	8. 感觉/运动功能评估 包括视觉功能评估、听觉功能评估、本体感觉评估、皮肤感觉评估、嗅觉与味觉评估等、肌力评估	1	
		9. 药事服务费 指医生、药师、护士及其他技术人员为门诊、急诊、住院病人开具处方医嘱,调剂、发放、使用药品,开展用药指导和临床用药监测的专业活动	≤ 10 次	
	高级包	1. 中级包	1	
		2. 运动处方 根据病人所患疾病或健康状况,制定个体化运动处方,包括运动方式、运动强度和时间的制定	1	
		3. 超声骨密度测定	1	
		4. 个体化营养指导 为住院病人提供各种营养相关性疾病(慢性病、营养缺乏性疾病等)个性化营养指导。含全日膳食营养推荐摄入量、膳食结构方案、个体化餐单、营养品选择和使用等方案。不含门诊营养咨询	1	
		5. 心理社会功能评估 包括焦虑抑郁和居家环境评估等	1	
		6. 全人健康水平与疾病状况评估 通过收集个人基本信息、生活行为方式、患病情况、家族史、营养状况、运动状况、功能检查信息、一般体格检查、与疾病相关的体格检查、心理健康状态评估	1	

签约适合对象	服务包名称	服务包服务内容	年服务次数	备注
老年人	高级包	7. 全人慢性病风险管控方案及咨询 根据全人健康水平与疾病状况评估结果,针对存在的慢性病风险制定个性化的包括生活方式指导、营养指导、运动指导、心理调节、戒烟和体重管理等的全人管控方案,并指导其实施	1	
		8. 老年综合评估 对有多种慢性病(共病)、老年问题/老年综合征,以及不同程度功能残障、衰弱的老年病人,从疾病、体能、认知、心理和社会支持等多层面对老年病人进行全面评估,制定治疗目标和针对性的干预计划	1	
		9. 健康处方 根据个体特点给予针对性健康指导处方,包括饮食、疾病预防、病后膳食指导等	≤ 10 次	
0 ~ 6 岁儿童	初级包	1. 签约咨询 指具有执业资格的医师/护士接受居民对签约服务内容、服务流程等的咨询,了解居民健康状况,指导其进行签约	1	
		2. 个体化签约服务 对辖区内居民的个人健康信息进行收集、整理、初步评估后,指导居民匹配符合个人的团队及服务内容,解释服务流程,并签署知情同意书,明确双方责任及权利	1	
		3. 预约就诊服务 提供预约服务。通过电话、网络等多种预约方式,为签约病人提供疾病诊疗和健康管理预约服务	≤ 10 次	

签约适合对象	服务包名称	服务包服务内容	年服务次数	备注
0~6岁儿童	初级包	4. 双向转诊服务　包括:转诊条件的确定、与病人和家属意愿达成共识、与转诊机构进行沟通联系、病人病历资料的整理与交接、辅助转诊方法的确定、转诊后对病人病情的追踪随访等	由接诊医生按病情需要,≤10次	
		5. 视力筛查　采用视力筛查仪	1	
	中级包	1. 初级包		
		2. 听力筛查　采用听力筛查仪	1	
		3. 健康处方　根据个体特点给予针对性健康指导处方,包括饮食、疾病预防、病后膳食指导等	≤10次	
		4. 药事服务费　指医生、药师、护士及其他技术人员为门、急诊、住院病人开具处方医嘱,调剂、发放、使用药品,开展用药指导和临床用药监测的专业活动	≤10次	
	高级包	1. 中级包		
		2. 婴儿被动操训练　由专业培训人员完成,旨在促进婴儿体格生长发育,进而促进神经系统发育	2	
		3. 儿童感觉统合训练　有针对性地进行感觉统合的游戏,预防儿童平衡感不良及学习障碍、多动等,包括提供必要的感统训练工具	4	
		4. 膳食成分评估　应用儿童膳食营养软件,对儿童膳食进行评价,打印膳食营养报告	1	

签约适合对象	服务包名称	服务包服务内容	年服务次数	备注
孕产妇	初级包	1. 签约咨询　指具有执业资格的医师/护士接受居民对签约服务内容、服务流程等的咨询,了解居民健康状况,指导其进行签约	1	
		2. 个体化签约服务　对辖区内居民的个人健康信息进行收集、整理、初步评估后,指导居民匹配符合个人的团队及服务内容,解释服务流程,并签署知情同意书,明确双方责任及权利	1	
		3. 预约就诊服务　提供预约服务。通过电话、网络等多种预约方式,为签约病人提供疾病诊疗和健康管理预约服务	≤ 10 次	
		4. 双向转诊服务　包括:转诊条件的确定、与病人和家属意愿达成共识、与转诊机构进行沟通联系、病人病历资料的整理与交接、辅助转诊方法的确定、转诊后对病人病情的追踪随访等	由接诊医生按病情需要,≤ 10 次	
		5. 药事服务费　指医生、药师、护士及其他技术人员为门诊、急诊、住院病人开具处方医嘱,调剂、发放、使用药品,开展用药指导和临床用药监测的专业活动	≤ 10 次	
		6. 母婴健康教育　包含指导产妇及家属新生儿沐浴、按摩技术;指导产妇乳房护理技术;指导产妇母乳喂养各种姿势。含操作用具	1	

签约适合对象	服务包名称	服务包服务内容	年服务次数	备注
孕产妇	中级包	1. 初级包	1	
		2. 产后营养指导 含产妇营养评估、个性化饮食指导、制定营养餐方案	1	
		3. 盆底功能训练	10	
		4. 产后康复指导 含产休环境评估、产后恢复情况评估、伤口护理指导,产褥期卫生指导	1	
		5. 高危妊娠产后随访 含高危妊娠产褥期结局追踪、针对性随访指导、结案	1	
		6. 会阴护理 包括会阴冲洗、会阴抹洗	1	
		7. 母乳喂养评估与指导 包含评估产妇乳房发育情况,乳汁分泌情况。对乳头发育异常,指导产妇如何纠正;指导并协助产妇不同的哺乳喂养姿势;婴儿正确的含接姿势;指导母乳喂养相关知识。含健康宣教手册	1	
		8. 运动处方 根据病人所患疾病或健康状况,制定个体化运动处方,包括运动方式、运动强度和时间的制定	1	
	高级包	1. 中级包	1	
		2. 催乳治疗 仪器或手法推拿	5	
		3. 乳腺疏通治疗 包含冷热湿敷、乳房吸乳、激光疗法、电按摩、康复评定、内科/妇科疾病推拿治疗、手指点穴、健康指导	3	
		4. 产后心理指导 含产后抑郁量表评定、心理疏导、必要时转诊指导	1	

签约适合对象	服务包名称	服务包服务内容	年服务次数	备注
高血压人群	初级包	1. 签约咨询　指具有执业资格的医师／护士接受居民对签约服务内容、服务流程等的咨询,了解居民健康状况,指导其进行签约	1	
		2. 个体化签约服务　对辖区内居民的个人健康信息进行收集、整理、初步评估后,指导居民匹配符合个人的团队及服务内容,解释服务流程,并签署知情同意书,明确双方责任及权利	1	
		3. 预约就诊服务　提供预约服务。通过电话、网络等多种预约方式,为签约病人提供疾病诊疗和健康管理预约服务	≤ 10 次	
		4. 双向转诊服务　包括:转诊条件的确定、与病人和家属意愿达成共识、与转诊机构进行沟通联系、病人病历资料的整理与交接、辅助转诊方法的确定、转诊后对病人病情的追踪随访等	由接诊医生按病情需要,≤ 10 次	
		5. 体重指数(BMI)评估　包括测量身高、体重、腰围,计算 BMI 值,评估是否正常。	1	
		6. 血压测量　诊室内进行标准血压测量	4	
		7. 药事服务费　指医生、药师、护士及其他技术人员为门诊、急诊、住院病人开具处方医嘱,调剂、发放、使用药品,开展用药指导和临床用药监测的专业活动	≤ 10 次	

签约适合对象	服务包名称	服务包服务内容	年服务次数	备注
高血压人群	初级包	8. 长处方用药　对诊断明确、病情稳定、需要长期服药的签约病人可一次性开具治疗性药物 1～2 个月药量	≤ 10 次	
		9. 延续用药处方　对经家庭医生转诊至上级医疗机构的签约病人,如其需延续上级医疗机构长期用药医嘱以维持治疗,在回到签约家庭医生处就诊时,家庭医生可根据上级医院用药医嘱开具相同药品(麻醉、精神药品除外)	≤ 10 次	
	中级包	1. 初级包	1	
		2. 血压测量　诊室内进行标准血压测量	4	在初级包基础上增加4次
		3. 运动处方　根据病人所患疾病或健康状况,制定个体化运动处方,包括运动方式、运动强度和时间的制定	1	
		4. 健康处方　根据个体特点给予针对性健康指导处方,包括饮食、疾病预防、病后膳食指导等	≤ 10 次	
		5. 慢性病健康行为监测　提醒病人按时进行相关指标的监测(包括自我监测及到医疗机构监测),如血糖、血压、体重、血脂、肝肾功能、心肺功能及其他并发症的监测;对监测数据进行录入;对新发情况进行信息更新	2	

续表

签约适合对象	服务包名称	服务包服务内容	年服务次数	备注
高血压人群	高级包	1. 中级包	1	
		2. 血压测量 诊室内进行标准血压测量	4	在中级包基础上增加4次
		3. 运动处方 根据病人所患疾病或健康状况,制定个体化运动处方,包括运动方式、运动强度和时间的制定	1	在中级包基础上增加1次
		4. 中医体质辨识	1	
		5. 全人健康水平与疾病状况评估 通过收集个人基本信息、生活行为方式、患病情况、家族史、营养状况、运动状况、功能检查信息、一般体格检查、与疾病相关的体格检查、心理健康状态评估、居住环境、工作状况及生活行为观察、服务需求等信息,从生理、心理、社会三个维度全面评价个人健康水平及疾病状况,并出具评估报告	1	
		6. 全人慢性病风险管控方案及咨询 根据全人健康水平与疾病状况评估结果,针对存在的慢性病风险制定个性化的包括生活方式指导、营养指导、运动指导、心理调节、戒烟和体重管理等的全人管控方案,并指导其实施	1	

签约适合对象	服务包名称	服务包服务内容	年服务次数	备注
高血压人群	高级包	7. 慢性病风险管控效果分析 包括:病人健康知识知晓情况分析、病人不健康生活习惯改善情况分析、病人社会功能情况及心理状态分析、生物学指示及新发疾病的分析,形成综合评估报告	1	
高血压高危人群	初级包	1. 签约咨询 指具有执业资格的医师/护士接受居民对签约服务内容、服务流程等的咨询,了解居民健康状况,指导其进行签约	1	
		2. 个体化签约服务 对辖区内居民的个人健康信息进行收集、整理、初步评估后,指导居民匹配符合个人的团队及服务内容,解释服务流程,并签署知情同意书,明确双方责任及权利	1	
		3. 预约就诊服务 提供预约服务。通过电话、网络等多种预约方式,为签约病人提供疾病诊疗和健康管理预约服务	≤10次	
		4. 双向转诊服务 包括:转诊条件的确定、与病人和家属意愿达成共识、与转诊机构进行沟通联系、病人病历资料的整理与交接、辅助转诊方法的确定、转诊后对病人病情的追踪随访等	由接诊医生按病情需要,≤10次	
		5. 体重指数(BMI)评估 包括测量身高、体重、腰围,计算 BMI 值,评估是否正常。	1	
		6. 血压测量 诊室内进行标准血压测量	2	

签约适合对象	服务包名称	服务包服务内容	年服务次数	备注
高血压高危人群	中级包	1. 初级包	1	
		2. 血压测量 诊室内进行标准血压测量	2	在初级包基础上增加2次
		3. 运动处方 根据病人所患疾病或健康状况,制定个体化运动处方,包括运动方式、运动强度和时间的制定	1	
		4. 健康处方 根据个体特点给予针对性健康指导处方,包括饮食、疾病预防、病后膳食指导等	≤ 10 次	
		5. 药事服务费 指医生、药师、护士及其他技术人员为门诊、急诊、住院病人开具处方医嘱,调剂、发放、使用药品,开展用药指导和临床用药监测的专业活动	≤ 10 次	
		6. 慢性病健康行为监测 提醒病人按时进行相关指标的监测(包括自我监测及到医疗机构监测),如血糖、血压、体重、血脂、肝肾功能、心肺功能及其他并发症的监测;对监测数据进行录入;对新发情况进行信息更新	1	
	高级包	1. 中级包	1	
		2. 血压测量 诊室内进行标准血压测量	2	在中级包基础上增加2次
		3. 运动处方 根据病人所患疾病或健康状况,制定个体化运动处方,包括运动方式、运动强度和时间的制定	1	在中级包基础上增加1次

签约适合对象	服务包名称	服务包服务内容	年服务次数	备注
高血压高危人群	高级包	4. 中医体质辨识	1	
		5. 全人健康水平与疾病状况评估 通过收集个人基本信息、生活行为方式、患病情况、家族史、营养状况、运动状况、功能检查信息、一般体格检查、与疾病相关的体格检查、心理健康状态评估、居住环境、工作状况及生活行为观察、服务需求等信息,从生理、心理、社会三个维度全面评价个人健康水平及疾病状况,并出具评估报告	1	
		6. 全人慢性病风险管控方案及咨询 根据全人健康水平与疾病状况评估结果,针对存在的慢性病风险制定个性化的包括生活方式指导、营养指导、运动指导、心理调节、戒烟和体重管理等的全人管控方案,并指导其实施	1	
		7. 慢性病风险管控效果分析 包括:病人健康知识知晓情况分析、病人不健康生活习惯改善情况分析、病人社会功能情况及心理状态分析、生物学指示及新发疾病的分析,形成综合评估报告	1	
糖尿病人	初级包	1. 签约咨询 指具有执业资格的医师/护士接受居民对签约服务内容、服务流程等的咨询,了解居民健康状况,指导其进行签约	1	

续表

签约适合对象	服务包名称	服务包服务内容	年服务次数	备注
糖尿病人	初级包	2. 个体化签约服务 对辖区内居民的个人健康信息进行收集、整理、初步评估后,指导居民匹配符合个人的团队及服务内容,解释服务流程,并签署知情同意书,明确双方责任及权利	1	
		3. 预约就诊服务 提供预约服务。通过电话、网络等多种预约方式,为签约病人提供疾病诊疗和健康管理预约服务	≤ 10 次	
		4. 双向转诊服务 包括:转诊条件的确定、与病人和家属意愿达成共识、与转诊机构进行沟通联系、病人病历资料的整理与交接、辅助转诊方法的确定、转诊后对病人病情的追踪随访等	由接诊医生按病情需要,≤ 10 次	
		5. 体重指数(BMI)评估 包括测量身高、体重、腰围,计算 BMI 值,评估是否正常	1	
		6. 血压测量 诊室内进行标准血压测量	4	
		7. 长处方用药 对诊断明确、病情稳定、需要长期服药的签约病人可一次性开具治疗性药物 1～2 个月药量	≤ 10 次	
		8. 延续用药处方 对经家庭医生转诊至上级医疗机构的签约病人,如其需延续上级医疗机构长期用药医嘱以维持治疗,在回到签约家庭医生处就诊时,家庭医生可根据上级医院用药医嘱开具相同药品(麻醉、精神药品除外)	≤ 10 次	

签约适合对象	服务包名称	服务包服务内容	年服务次数	备注
糖尿病人	中级包	1. 初级包	1	
		2. 足背动脉搏动检测 专业医护人员触摸足背动脉、胫后动脉	1	
		3. 运动感觉和神经反射检查	1	
		4. 健康处方 根据个体特点给予针对性健康指导处方,包括饮食、疾病预防、病后膳食指导等	≤ 10 次	
		5. 运动处方 根据病人所患疾病或健康状况,制定个体化运动处方,包括运动方式、运动强度和时间的制定	1	
		6. 药事服务费 指医生、药师、护士及其他技术人员为门诊、急诊、住院病人开具处方医嘱,调剂、发放、使用药品,开展用药指导和临床用药监测的专业活动	≤ 10 次	
		7. 慢性病健康行为监测 提醒病人按时进行相关指标的监测(包括自我监测及到医疗机构监测),如血糖、血压、体重、血脂、肝肾功能、心肺功能及其他并发症的监测;对监测数据进行录入;对新发情况进行信息更新	2	
	高级包	1. 中级包	1	
		2. 运动处方 根据病人所患疾病或健康状况,制定个体化运动处方,包括运动方式、运动强度和时间的制定	1	在中级包基础上增加1次
		3. 中医体质辨识	1	

签约适合对象	服务包名称	服务包服务内容	年服务次数	备注
糖尿病人	高级包	4. 全人健康水平与疾病状况评估 通过收集个人基本信息、生活行为方式、患病情况、家族史、营养状况、运动状况、功能检查信息、一般体格检查、与疾病相关的体格检查、心理健康状态评估、居住环境、工作状况及生活行为观察、服务需求等信息,从生理、心理、社会三个维度全面评价个人健康水平及疾病状况,并出具评估报告	1	
		5. 全人慢性病风险管控方案及咨询 根据全人健康水平与疾病状况评估结果,针对存在的慢性病风险制定个性化的包括生活方式指导、营养指导、运动指导、心理调节、戒烟和体重管理等的全人管控方案,并指导其实施	1	
		6. 慢性病风险管控效果分析 包括:病人健康知识知晓情况分析、病人不健康生活习惯改善情况分析、病人社会功能情况及心理状态分析、生物学指示及新发疾病的分析,形成综合评估报告	1	
糖尿病高危人群	初级包	1. 签约咨询 指具有执业资格的医师/护士接受居民对签约服务内容、服务流程等的咨询,了解居民健康状况,指导其进行签约	1	

签约适合对象	服务包名称	服务包服务内容	年服务次数	备注
糖尿病高危人群	初级包	2. 个体化签约服务　对辖区内居民的个人健康信息进行收集、整理、初步评估后，指导居民匹配符合个人的团队及服务内容，解释服务流程，并签署知情同意书，明确双方责任及权利	1	
		3. 预约就诊服务　提供预约服务。通过电话、网络等多种预约方式，为签约病人提供疾病诊疗和健康管理预约服务	≤ 10 次	
		4. 双向转诊服务　包括：转诊条件的确定、与病人和家属意愿达成共识、与转诊机构进行沟通联系、病人病历资料的整理与交接、辅助转诊方法的确定、转诊后对病人病情的追踪随访等	由接诊医生按病情需要，≤ 10 次	
		5. 体重指数（BMI）评估　包括测量身高、体重、腰围，计算 BMI 值，评估是否正常。	1	
		6. 血压测量　诊室内进行标准血压测量	4	
	中级包	1. 初级包	1	
		2. 运动处方　根据病人所患疾病或健康状况，制定个体化运动处方，包括运动方式、运动强度和时间的制定	1	
		3. 健康处方　根据个体特点给予针对性健康指导处方，包括饮食、疾病预防、病后膳食指导等	≤ 10 次	

签约适合对象	服务包名称	服务包服务内容	年服务次数	备注
糖尿病高危人群	中级包	4. 药事服务费　指医生、药师、护士及其他技术人员为门诊、急诊、住院病人开具处方医嘱,调剂、发放、使用药品,开展用药指导和临床用药监测的专业活动	≤ 10 次	
		5. 慢性病健康行为监测　提醒病人按时进行相关指标的监测(包括自我监测及到医疗机构监测),如血糖、血压、体重、血脂、肝肾功能、心肺功能及其他并发症的监测;对监测数据进行录入;对新发情况进行信息更新	2	
	高级包	1. 中级包	1	
		2. 运动处方　根据病人所患疾病或健康状况,制定个体化运动处方,包括运动方式、运动强度和时间的制定	1	在中级包基础上增加1次
		3. 中医体质辨识	1	
		4. 全人健康水平与疾病状况评估　通过收集个人基本信息、生活行为方式、患病情况、家族史、营养状况、运动状况、功能检查信息、一般体格检查、与疾病相关的体格检查、心理健康状态评估、居住环境、工作状况及生活行为观察、服务需求等信息,从生理、心理、社会三个维度全面评价个人健康水平及疾病状况,并出具评估报告	1	

签约适合对象	服务包名称	服务包服务内容	年服务次数	备注
糖尿病高危人群	高级包	5. 全人慢性病风险管控方案及咨询 根据全人健康水平与疾病状况评估结果,针对存在的慢性病风险,制定个性化的包括生活方式指导、营养指导、运动指导、心理调节、戒烟和体重管理等的全人管控方案,并指导其实施	1	
		6. 慢性病风险管控效果分析 包括:病人健康知识知晓情况分析、病人不健康生活习惯改善情况分析、病人社会功能情况及心理状态分析、生物学指示及新发疾病的分析,形成综合评估报告	1	

（黄文杰）

第 四 章

家庭医生团队组成与服务

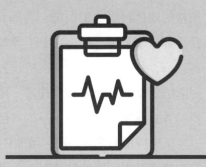

家庭医生签约服务是将全科医生、专科医生、公共卫生医生和社区护理人员整合起来，通过签约与居民建立固定关系，以团队的方式为居民实施医疗照顾和健康管理的一种服务模式。家庭医生是家庭医生签约服务的提供者，通过组建家庭医生团队进行职责分工并实施网格化管理。在城市是以社区卫生服务机构的全科医生为主体，全科团队以及专科团队为支撑，在农村是以规划设置的村卫生站乡村医生为主体，乡镇卫生院团队以及专科团队为支撑。

第一节
家庭医生团队组成

一、家庭医生团队组成

按每个家庭医生团队负责 500 户居民（约 2 000 人）的原则，每个家庭医生团队需配备全科医生 1～2 名、社区护士 1 名、专科医生、公共卫生医生、医生助理和社会工作者等。有条件的地区可吸收中医师、药师、健康管理师、心理咨询师、营养师、康复师、社（义）工等加入团队。为保证团队工作顺利进行，每个家庭医生团队应通过竞聘产生团队长 1 名，负责团队的管理和日常安排工作等，团队的其他成员则通过双向选择的方式确定。在人员不足的基层卫生机构，专科医生、公共卫生医生应根据实际需要，可兼任多个团队的签约服务工作。

家庭医生团队的签约对象为城乡社区（村）的常住居民，

重点人群为老年人、儿童、孕产妇、严重精神障碍病人、慢性病病人、残疾人、慢性病高危人群等。家庭医生团队主要为签约对象提供门诊为主的服务，包括提供基本医疗、健康咨询、心理疏导、疾病预防、免疫接种、用药指导、不良生活方式的干预等，并根据具体情况开展家庭病床服务，对依病情需要者进行分诊。团队进行合理分工，团队成员相互协作，从而达到使签约居民少生病、早诊早治、减轻医疗费用负担的目的。

二、家庭医生团队框架

由社区卫生服务中心主任或乡镇卫生院院长担任家庭医生服务工作总指挥，下设一个或若干个团队，团队数、团队中的成员构成视当地服务人口、工作量及机构人力资源等具体情况而定（图 4-1）。每个团队选出一位团队长，家庭医生与相对固定的一个或数个家庭医生助理组成签约服务单元，专科医生、公共卫生医生为签约服务单元提供协作服务。

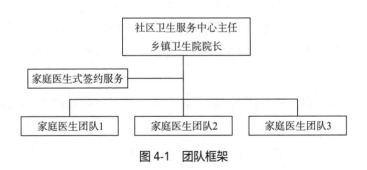

图 4-1 团队框架

三、家庭医生团队岗位职责

1. 团队长的职责　由团队中选出一位协调能力较强、取得医师执业证书且在工作所属地执业注册为全科医学或者中医全科专业、具有本科及以上学历或者中级及以上专业技术资格、从事全科医学工作并已连续独立执业 1 年以上的人员担任团队长，主要负责组建团队、细化团队的管理及运行流程、工作安排与协调、明确团队成员职责和分工、制定团队工作目标、树立团队特色品牌、团队服务质量管理和考核、团队与其他组织的沟通和联络等工作。团队长在本团队家庭医生签约服务的工作中发挥"轴心"的作用。具体工作职责有：

（1）参与团队工作，完成自身工作岗位所负责的医疗任务。

（2）在机构领导的带领下，全面负责管理本团队的各项工作，根据团队岗位的条件要求，以双向选择的原则吸纳团队其他组员，并细化团队人员职责和分工，明确团队工作流程。

（3）与团队成员共同讨论协商制定本团队各阶段工作目标及工作方案，并组织实施，经常督促、考核与检查，按时总结汇报。

（4）做好与社区其他机构的联系工作，协调开展双向转诊工作。

（5）及时对团队开展的工作进行评价分析，并对存在的问题研究整改，及时协调团队内部的工作程序，有序高效开展家庭医生团队工作。

（6）注重提高服务质量，改善工作态度和方法，督促本团队成员严格执行各项规章制度和技术操作常规，防止医疗事故的发生。

（7）全面掌握本团队签约居民的健康状况，组织实施人群分类管理，阶段性地制定团队工作目标及方案。

（8）进行工作质量控制和阶段总结，做好团队工作的记录、统计、核实及汇总，并参与团队人员的绩效考核，按时上报各项数据。

（9）定期组织召开团队会议，会议内容包括：家庭医生签约服务的各项政策、实施方案、考核制度更新的传达与学习；传达上级领导对团队工作的意见，提出近期团队工作中发现的问题，接收团队成员在工作中出现的问题、建议及意见并共同讨论商定整改方式。

（10）做好团队外部和内部的组织沟通和协调工作，合理利用辖区及团队资源，促进工作落实，树立团队品牌。

（11）领导和分担全科医生的教学任务，鼓励和支持本团队医务人员积极开展科研和学术活动。

（12）完成上级部门下达的其他任务。

2. 全科医生（包括乡村医生）的职责 全科医生是家庭医生签约服务的签约骨干，全科医生与相对固定的一个或数个助理组成家庭医生签约服务单元。在农村地区，村卫生站视为乡镇卫生院派驻的全科诊室，乡村医生与网络化管理的乡镇卫生院组成家庭医生团队，并接受团队的指导和双向转诊。其主要的工作职责包括（乡村医生职责视其承担的任务而定）：

（1）在家庭医生团队长的领导和上级全科医生指导下，负责本责任区的基本医疗服务与基本公共卫生服务，提供综合的、持续的、有效的优质服务。

（2）提供契约式健康管理服务，与居民签订契约服务协议并按协议提供相应服务。坚持首诊负责制，按时参加全科门诊及出诊工作。接到出诊要求，尽快前往病人家，询问病史，进行检查和治疗。

（3）做好慢性病筛查与管理工作，与病人、公共卫生医生、社区护士一起制定治疗随访方案并实施。

（4）对诊断不明确的病人及时组织医生会诊，协助做好双向转诊工作以及团队间转介，必要时做好陪伴护送。

（5）规范书写医疗文书，认真执行各项医疗规章制度和操作常规，严防差错事故。

（6）协助做好预防保健等工作，负责建立和维护本责任区的家庭健康档案，协助本责任区老人、残疾人、康复病人、慢性病病人康复保健指导及行为干预计划的实施。

（7）及时发现传染病病人并协助转诊、隔离。对传染病病人的家人进行传染病知识宣教，并要求团队内的公共卫生医生协助。

（8）与团队其他人员合作，每年为签约居民或家庭进行健康评价，制定具体的管理措施，并提供健康管理后续服务。

（9）做好责任社区的健康教育工作，及时发放健康知识宣传单，推广健康教育处方，做好社区健康促进工作。

（10）积极开展新技术、新业务及科研工作，不断提高科研能力。

3. 专科医生的职责 专科医生包括中医医生、理疗科医生、妇幼保健医生、口腔科医生、五官科医生等具有专科特色的医生。具体工作职责包括：

（1）了解团队内签约居民的健康状况，掌握其中患有相关专科慢性病的居民健康情况，并针对其专科情况与家庭医生进行病情交流。

（2）了解一般常见病、多发病的诊疗知识。

（3）对团队家庭医生提出会诊的患有相关专科疾病者进行诊疗。

（4）对团队家庭医生遇到的疑难疾病，参与病情讨论并给予专科意见和技术支持。

（5）协助全科医生对慢性病进行预防、筛查、随访、控制及监测等工作。

（6）协助开展孕产妇保健、免疫接种、新生儿访视、计划生育指导与管理工作。

（7）参加咨询义诊、健康教育讲座等各项健康促进活动，指导残疾人康复。

4. 公共卫生医生的职责

（1）在家庭医生团队长的领导下，严格按照国家基本公共卫生服务规范要求，做好本责任区的预防保健工作任务。

（2）做好社区健康调查，协助团队成员完成社区诊断和健康档案资料的建立和更新工作。同时了解本社区内慢性非传染性疾病的分布特征，与全科医生一同制定相关的干预措施，并组织实施。

（3）做好社区健康管理工作，为辖区居民建立健康档案，评估居民的健康风险因素，根据健康评估风险的结果作出个体和群体健康干预计划，并组织、监督、跟踪实施，评估干预效果。

（4）为签约人群提供疾病预防知识，进行预防接种服务。

（5）协助家庭医生做好签约居民随访的预约；根据签约居民健康状况，协助家庭医生做好上门随访时间和日程安排。

（6）在家庭医生指导下，开展辖区内居民健康教育和健康促进，实施健康行为和危险因素干预，加强健康知识和卫生政策宣传。

（7）掌握本社区慢性病病人的基本情况，同社区护士在全科医生指导下做好慢性病病人的随访和健康教育工作，且为慢性病病人互助管理、自我管理提供技术支持和指导。

（8）认真执行传染病登记报告制度，做好传染病人家访指导，配合有关部门做好疫点处理和流行病学调查。

（9）协议做好卫生监督，做好食品安全信息报告、职业卫生咨询指导、饮用水卫生安全巡查、学校卫生服务、非法行医和非法采供血信息报告。

（10）参与社区诊断，负责对社区居民的疾病谱等数据进行分析整合，与团队成员分析多发病的易感因素，协商制定干预措施。

（11）协助团队长开展签约居民服务进展监测和服务效果评价。

（12）服从团队长管理，协助团队成员完成工作。

5. 社区护士的职责

（1）负责做好门诊及出诊病人的治疗等护理工作，执行各项规章制度和护理技术操作常规，严格查对制度，做好交接班，严防差错事故。

（2）落实消毒隔离制度，负责门诊及服务点器械的消毒工作，做好出诊前物品和器械消毒的准备；负责物品的请领和保管以及药品清点、登记、保管等工作。

（3）做好电话咨询、预约病人的登记及候诊病人的病情观察，如发现问题，及时处理或报告。

（4）做好家庭病床病人的登记和出诊安排，严格按照操作规程，做好护理工作，协助全科医生出诊，及时做好带配药工作。

（5）协助做好计划免疫和妇幼保健工作，以及各种健康教育知识宣传和计划生育指导等工作。

（6）协助做好本责任区居民健康情况的调查和健康档案资料的更新工作。以及慢性病病人的监测和康复指导工作。

6. 全科医生助理的职责　全科医生助理与全科医生组合建立家庭医生签约服务单元，为固定的全科医生提供协助，双方协作为签约居民提供更优质的医疗服务。全科医生助理主要由社区护士担任，根据其团队成员的组成情况，也可由团队中的中医医生、理疗科医生、妇幼保健医生、口腔科医生、五官科医生或低年资全科助理医师等担任。具体工作职责包括：

（1）协助负责诊疗接待、家庭医生服务的介绍及现场签约。

（2）接听预约电话、预约登记、来诊登记、安排及导诊。

（3）协助医生接诊，进行血压、血糖、身高体重等数据的采集；根据签约居民的具体情况，推荐参加本机构开展的各项健康促进活动，如健康教育讲座、义诊咨询、各类慢性病自我管理小组等；对有健康问题的病人进行初步解答，聆听病人倾诉。

（4）根据全科医生对随访的要求，对签约居民进行电话或上门回访，对到诊病人的健康信息及时更新；解答签约居民的健康问题，并给予健康建议，帮助其养成良好的生活行为习惯；了解签约病人及其家庭成员的情况，并反馈给全科医生。

（5）正确执行医嘱，开展或协助社区护理服务。

（6）协助全科医生进行上门访视及家庭病床访视，上门护理。

（7）协助全科医生通过健康教育、义诊、小组活动等方式，推广家庭医生服务，并协助家庭医生进行签约，处理签约居民健康数据的档案录入工作。

（8）协助团队的全科医生、公共卫生医生及专科医生进行社区老年护理、社区康复、社区精神卫生、社区慢性病预防与管理、社区传染病预防与控制、社区营养运动指导等工作。

第二节
家庭医生团队服务内容

一、健康管理服务

家庭医生团队在开展健康管理服务过程中，必须将基本医疗与基本公共卫生服务结合在一个服务流程内统筹完成，不可割裂。

首先，可通过电视、网络、电话、短信、微信等多种各种形式开展健康教育、健康咨询等活动，动员社区居民来社区卫生服务中心。其次，建立居民健康档案，进行相关健康体检并健康评估；根据评估结果按人群分类管理，个性化管理服务。

对于健康人群，家庭医生服务的主要目的是提高居民健康素养。对于高危人群则采取以消除疾病危险因素、预防疾病发生为目标的管理方案。对于重点人群的服务内容包括：①对0~6岁儿童进行预防接种和健康体检筛查，对未按要求进行健康管理者，需在问题评估中予以诊断（如未规范预防接种、未规范健康体检），责任团队定期筛查诊断结果，对"阳性"对象予以主动追踪管理。②对育龄妇女和孕产妇进行早孕筛查和孕期健康管理，对未按要求进行健康管理的，需在问题评估中予以指导并提出指导意见，责任团队定期跟进筛查诊断结果，对"阳性"对象予以主动追踪管理。③对35岁以上人群进行高血压、糖尿病筛查，首次确诊病人予以建立专案并首次门诊随访；复诊病人予以门诊随访；高危病人需在问题评估中予以诊断，责任团队定期筛查诊断结果，对"阳性"对象予以主动追踪管理。④对老年人、残疾人，以及严重精神障碍病人和肺结核病人，进行专案和健康随访筛查，首次就诊病人予以建立专案并首次门诊随访；复诊病人予以门诊随访。对于已患病人群则应纳入社区慢性病规范管理。具体流程见图4-2。

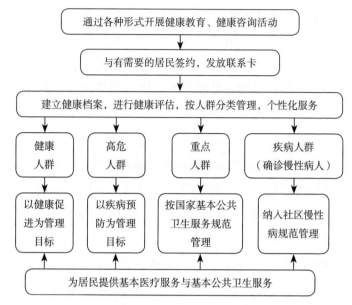

图 4-2　家庭医生服务签约居民健康管理服务流程

二、医疗就诊服务

1. 全科医生接诊病人后，建立或调出健康档案、医生应诊、门诊日志、归档；严格按照全科诊疗流程对就诊病人的健康问题进行现场处置，如病史采集、体格检查、辅助检查、疾病诊断和治疗；同时对就诊病人进行人群分类，确诊并处理现患疾病，适时提供预防性服务，对慢性病进行系统管理，改变病人的不良求医习惯；预约复诊，随访管理。

2. 当就诊居民出现以下情况时，给予相应协助。①病情需要，行动不便、长期卧床、希望全科医生上门提供服务的病人，家庭医生团队要主动上门了解其家居生活情况，提供上门诊疗护理服务，符合家庭病床建床条件的病人予以申请建家庭病床；

②发生或合并专科情况，由全科医生协助寻求团队内或团队间的专科医生会诊解决；③患传染病或发生公共卫生事件、需要免疫接种、患精神病及有相关精神问题情况，由全科医生或助理协助寻求团队内公共卫生医生会诊并给予协助、指导。

家庭医生团队接诊服务流程图见图 4-3。

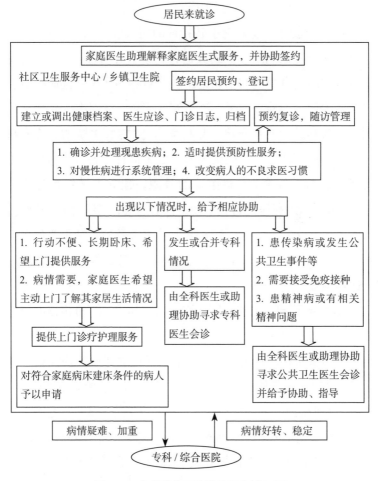

图 4-3　家庭医生团队接诊服务流程图

三、双向转诊服务

为促进基层首诊，家庭医生作为居民的健康守门人，与综合 / 专科医院医生形成分工协作关系，发挥各自的特色专长，建立有效的联动机制，为城乡居民 / 村民，提供安全、有效、便捷、经济、有序的医疗卫生服务。

1. **工作要求**　①对有上转指征的病人或对综合 / 专科医院符合下转条件的病人，协助其进行转诊，并与综合 / 专科医院进行有效的信息交流与信息记录。②对签约居民的健康信息，包括就诊记录及检查结果，进行有效记录。③对有上转指征的病人，为其进行初步分诊，并联系综合 / 专科医院的相应专科医生，进行病情沟通，提供病人的健康信息资料。④为病人进行指引，给予综合 / 专科医院的号源，建立上转绿色通道。⑤对于综合 / 专科医院符合下转条件的病人，与综合 / 专科医院的医生做好交接，登记下转病人就诊记录及检查结果等信息。⑥以综合 / 专科医院医生的治疗方案为参考，根据病人情况进行适当调整。

2. **转诊范围**　①涉及医疗服务内容超出医疗机构核准登记的诊疗科目范围的。②依据《医疗技术临床应用管理办法》，家庭医生团队所在医疗机构不具备相关医疗技术临床应用资质或手术资质的。③各种临床急危重症或慢性病病情控制不满意，经团队内 / 机构内会诊调整治疗方案后，效果仍欠佳，家庭医生判断符合转诊指征者。④对诊断有疑问，需要综合 / 专科医院的设备及技术支持协助。⑤依据有关法律法规，需转入专业防治机构治疗的。⑥市、县卫生行政部门规定的其他情况。

3. 转诊函内容　①病人信息及社会情况；②症状；③病人对症状的想法、担心和期待；④医生对症状产生原因的看法；⑤病人和医生对此次转诊的期待达成的效果。

4. 双向转诊流程　见图 4-4。

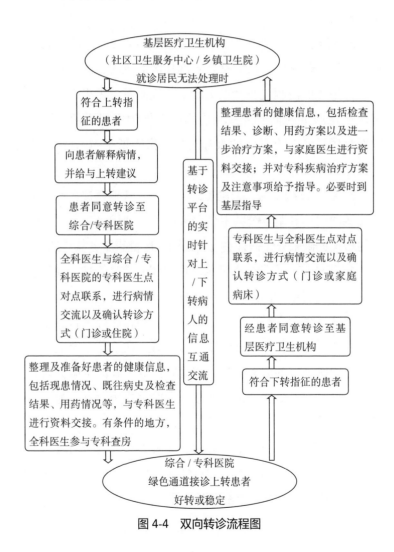

图 4-4　双向转诊流程图

四、预约服务

1. **预约方式**　到社区卫生服务中心现场预约；通过通信工具电话预约；通过微信等社交软件预约；通过互联网信息服务平台预约。

2. **预约服务要求**　①家庭医生团队提供的预约方式应不低于2种。②预约人次应符合年度社区健康服务的考核要求。③预约服务的流程应符合以下要求：服务对象提出需求；根据需求确认服务时间、方式和内容；根据约定提供服务。④家庭医生团队宜为有预约的服务对象提供不低于10分钟的服务时长。

3. **线上预约服务**　鼓励签约居民线上快速便捷预约家庭医生团队的门诊和基本公共卫生服务项目，并优先为线上预约的签约居民提供服务，提升签约居民的社区健康服务获得感。

4. **工作信息维护**　加强家庭医生团队信息管理，在信息系统中及时更新维护团队及其成员信息，提高信息准确度。家庭医生团队信息和全科医生介绍可在微信小程序等平台展示，供居民在选择签约团队和预约服务时查看。在信息系统上维护家庭医生团队开展的服务项目，统筹安排好家庭医生服务时间和工作安排，及时更新维护科室排班和医生排班信息，为签约居民提供优质、高效、精细的家庭医生服务。

5. **宣传引导**　加大辖区家庭医生签约服务宣传力度，推动社区居民有序签约和就医。在疫情防控期间，要尽量引导居民通过线上预约的方式开展家庭医生服务，降低疫情风险。

五、上门服务

1. **服务对象** 65 岁及以上老年人；一级和二级肢体残疾人；行动不便或卧病在床的贫困人群，经家庭医生评估确定需要提供上门医疗护理及康复服务者。

以下对象不开展上门服务：服务对象病情疑难复杂或不稳定，上门提供医疗服务存在医疗安全风险者；涉及医用毒麻药品、放射性药品、精神药品、居家输液等特殊管理药品者；家庭医生评估不宜上门的其他情况。

2. **服务原则** 坚持"适宜、可及、安全、有效"原则，结合基层医疗卫生机构实际，根据服务对象年龄、罹患疾病和残疾情况等因素，分类提供预约上门服务。

3. **服务规范**

（1）家庭医生上门巡诊规范

1）由家庭医生签约服务团队负责开展上门巡诊工作。

2）开展广泛的宣传教育，让群众积极主动地参与其中。

3）按照"定期 + 按需"的原则，开展连续的巡诊上门服务，内容包括健康体检、老年病普查、常见病、多发病诊疗、发放健康处方、测量血压、健康教育等。

4）开展巡诊服务时应随带血压计、听诊器、常用药品、健康教育资料、健康处方和责任医生名片等。

5）对已发现的老年常见病，通过家庭随访的方式进行跟踪，以保证随访对象得到经济、有效的治疗。

6）对慢性病（高血压、糖尿病、脑卒中、精神病、结核病、肿瘤等）病人开展健康咨询、用药指导、康复指导、行为干预等。

7）对巡诊中发现的病情严重者，建议住院，待病人情况好转出院后做好恢复期的医疗护理及康复工作。

8）加强对辖区内各类基础信息的收集与汇总工作，在巡诊过程中或结束后及时认真记录巡诊情况，并归入服务对象的健康档案。

（2）家庭医生上门巡诊药品管理规范

1）所有药品经双人核对无误后方可发给病人。

2）为保证用药安全，发出的药品一律不能回收，要提前跟家属做好解释。

3）出诊药箱的药品每周由医生自查一次，重点检查药品的种类、数量、质量及有效期，科室每月还有专人负责检查一次，确保药品质量安全。

4）护士出诊包急救盒（包括：盐酸肾上腺素注射液2支，地塞米松磷酸钠注射液2支，地西泮注射液2支，2.5ml注射器3支），护士每周自查一次，科室每月专人检查一次，重点检查药品的数量、质量、有效期。使用过的地西泮空安瓿要交回药房。

5）为避免药品因过期造成浪费，药品在距有效期满3个月时应及时更新。

6）医生临时出诊用药，应做好登记，及时补开处方。

7）一类精神药品要使用红色处方，并签署知情同意书；二类精神药品使用精二处方。

8）使用自费药品要签署自费药品告知书。

（3）家庭医生上门巡诊医疗协议书（范本）

家庭医生上门巡诊医疗协议书

为满足居民的上门医疗服务需求，根据相关政策和医疗规范，本着自愿的原则，与病人／家属达成家庭医疗服务协议如下：

病人姓名　　　性别　　　年龄　　　联系电话

住址　　　　　　　　　身份证号

1. 为病人提供日常的医生巡诊、相关的检验检查、康复、护理、健康指导、心理辅导等。

2. 医务人员向病人／家属交代病人病情、治疗方案、存在风险和注意事项。

3. 医务人员严格遵守有关医疗法律法规以及技术操作规范。

4. 上门巡诊医疗中不进行静脉输液。

5. 达到建立家庭病床的条件时，优先为病人建立家庭病床。

6. 医疗机构按价格管理部门核定的收费标准收取出诊费、护理费、治疗费、药费等。病人及家属已了解有关收费项目及费用标准，同意及时支付。

7. 病人及家属已知悉日常注意事项和病情变化时在家庭医疗、康复的局限性，以及有可能出现不可预见的意外风险等。

8. 病人家中须有陪同人并保持通信通畅。家属能尽力配合医务人员进行医疗、护理和康复等。

9. 经治疗后病情不缓解或病情加重时，接受转诊治疗。

10. 在停止接受上门巡诊医疗服务时，应该及时告知主管医生，及时结算费用。

11. 其他：

此协议一式两份，签字后生效。

　　　　　　　　　　　主管医生签字：　　　　病人签字：

　　　　　　　　　　　家属签字：　　　　　　与病人关系：

　　　　　　　　　　　　　　　时间：　　年　　月　　日

4. 上门巡诊流程　见图 4-5

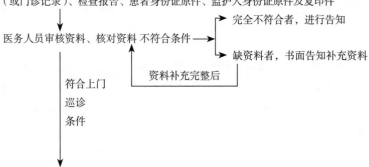

病人或家属提出申请，提供近 2 年来的二级以上医院的诊断证明、出院小结（或门诊记录）、检查报告、患者身份证原件、监护人身份证原件及复印件

医务人员审核资料、核对资料　不符合条件 ——→ 完全不符合者，进行告知

缺资料者，书面告知补充资料

资料补充完整后

符合上门
巡诊
条件

主诊医生按病人的病情填写家庭医生上门巡诊申请书，同时签订家庭医生上门巡诊医疗协议书、医疗保险报销告知书、家庭医生签约协议书、新建家庭医生探访回执、日常生活能力评定量表等

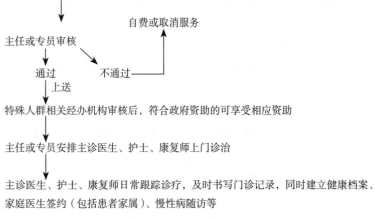

自费或取消服务

主任或专员审核

通过　　　不通过

上送

特殊人群相关经办机构审核后，符合政府资助的可享受相应资助

主任或专员安排主诊医生、护士、康复师上门诊治

主诊医生、护士、康复师日常跟踪诊疗，及时书写门诊记录，同时建立健康档案、家庭医生签约（包括患者家属）、慢性病随访等

图 4-5　上门巡诊流程图

5. 初次上门诊治规范

（1）家庭医生初次上门诊治流程（图4-6）

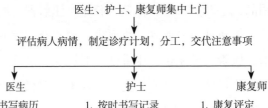

图 4-6　家庭医生初次上门诊治流程

（2）初次上门物品准备

1）医生出诊物品准备

诊治仪器：听诊器、棉签、电筒、血氧饱和度仪、血糖仪、手套、口罩、止血带、血压计等。

资料：家庭医生上门巡诊医疗协议书、医疗保险告知书、家庭医生签约协议书、巡诊记录表、药物发放表、病情告知书、告病重书、家属需要的资料、笔及台印等。

药品：配备好急救药物及常用药物。

2）护士出诊物品准备

治疗仪器：血氧饱和度仪、血糖仪、听诊器、血压计、体温计、电筒、康复理疗设备。

护理用品：手套、口罩、棉签、胶布、注射器、酒精、安尔碘、砂轮、采血针、采血管、止血带、锐器瓶、润滑液、胃管、喂灌器、尿管、导尿包、压疮贴、电极片、试纸、抢救盒（包括：盐酸肾上腺素注射液2支，地塞米松磷酸钠注射液2支，地西泮注射液2支，2.5ml注射器3支）等。

资料：评估单、护理记录单、巡诊单、各种知情（病情）告知书、通信录、健康宣教资料、家庭医生签约协议书、笔、台印等。

急救注射药品。

3）康复师出诊准备物品

治疗仪器：康复理疗设备、康复训练设备、棉签、手套、口罩、止血带等。

资料：巡诊记录表、各种知情（病情）告知书、健康宣教资料、家庭医生签约协议书、笔、台印等。

4）上门巡诊用诊疗仪器的保养：每周自测自查（数据是否正确）；每周科室质检（用电安全、电池等）；定期送检查机构检测；保持清洁；出诊时要防震、防水，放置时要防潮、防压等；出入库要登记；仪器故障及时上报护士长。

5）出诊药盒规定：有药品目录；能及时找到药品；每月检查药品有效期。

六、家庭病床服务

家庭病床服务是在病人居住场所设立家庭病床，由家庭医生定期上门提供治疗、康复、护理、临终关怀及健康指导，并在家庭病床病历上记录的医疗服务过程。家庭医生团队可提供家庭病床服务，家庭病床服务虽然也是一种上门服务，但适用于长期需要提供服务的病人，服务要求更加严格，医疗保险费用经住院报销通道。

（一）服务要求

1. **收治对象**　诊断明确，病情稳定，适合在家庭进行检查、治疗和护理等服务的病人。

2. **收治病种范围**　根据基层医疗卫生机构的医疗条件和技术水平确定收治病种范围。需同时具备以下条件：

必要条件（必须具备）：长期卧床，或老年人身体衰弱、生活不能自理；诊断明确的慢性疾病，病情稳定，适合居家治疗和护理，需要医护人员定期上门实施治疗护理。

参考条件（至少具备其中之一）：①病人病情较重但稳定；②气管插管、鼻饲或持续导尿，需定期进行治疗护理；③压疮；④反复呼吸、泌尿、消化等系统感染；⑤糖尿病合并肢端坏疽；⑥恶性肿瘤晚期；⑦骨折牵引固定需卧床治疗病人；⑧其他严重并发症；⑨65岁以上、慢性病长期卧床需治疗者。

3. **机构与人员资质**　开展家庭病床服务的医疗卫生机构，取得《医疗机构执业许可证》，符合医疗卫生机构基本标准。基层医疗卫生机构建床数量应与其配备的医师、护士数量及管理、服务能力相适应，以保证家庭病床服务质量。从事家庭病床工作的医生、护士，应取得医师、护士执业证书，具有独立执业能力，能胜任开展家庭病床工作。

（二）服务内容

1. **居民健康档案**　居民健康档案的建立、补充、完善和更新。

2. **医学健康照顾** 利用社区适宜技术进行医学健康照顾，包括全科医疗、社区护理以及中医中药服务。条件允许可开展换药、导尿、吸氧、康复指导、针灸、推拿、肌内注射、皮下注射及压疮护理等。

3. **检查项目** 包括血常规、尿常规、粪常规、心电图、血糖、生化检查等。

4. **家庭访视及巡查** 建立全科医生和社区护士家庭访视及家庭病床巡查制度。

5. **居民健康管理** 重点人群专案管理及随访、周期性体检、心理健康指导、营养膳食指导、疾病预防指导和健康保健知识指导等。

6. **其他** 其他在家庭中医疗安全能得到保障、治疗效果较确切、消毒隔离能达到要求、医疗器械能携带至家庭使用、非创伤性、不容易失血和不容易引起严重过敏的项目。

（三）服务流程

1. 家庭病床服务流程

（1）建床对象为居住在基层医疗卫生机构管辖区域内且符合家庭病床建床条件的居民。病人或家属提出建床申请，填写家庭病床申请表，并在申请时携带其在医疗机构诊疗的相关资料，包括就诊病历、住院小结、相关辅助检查及影像报告、用药清单及记录等。

（2）基层医疗卫生机构根据收治条件、病人情况及本机构服务能力确定是否建床。如属于纳入医疗保险可报销的病种，按医疗保险要求办理。确定不予以建床的，需向签约居民或家属说明情况。确定予以建床的，应确定签约的责任医生和管床护士。

（3）责任医生或管床护士详细告知病人或家属建床手续、服务内容、病人及家属责任、查床及诊疗基本方案、收费和可能发生意外情况等注意事项，给予家庭病床建床告知书。责任医生或护士指导病人或家属按规定办理建床手续，签订家庭病床服务协议书。

（4）责任医生或管床护士首次访视应详细询问建床病人病情，进行生命体征和其他检查，并作出诊断，对建床病人制定治疗计划。

（5）责任医生或管床护士应完整填写相关信息，及时、准确录入当日医嘱及治疗费用明细，规范书写家庭病床病历（附1）。

（6）申请建立家庭病床的病人应具有良好的监护条件，即在建床期间需要至少一名监护人或委托监护人，并保持通信畅通。病人居住房间应安静明亮、通风良好。房间、桌面、病床、床单被褥和病人衣服应清洁。为避免感染，需进行注射、换药等治疗的病人的家庭环境应具备相应卫生条件。定期评估病人病情转化（好转、无变化、恶化、其他）、服务满意度等情况。

（7）具备以下条件之一或以上者，办理撤床：①经治疗疾病得到治愈；②经治疗及康复后病情稳定或好转，可停止或间歇治疗；③病情变化，受家庭病床服务条件限制，需转诊至医院进一步诊治；④病人死亡；⑤病人由于各种原因自行要求停止治疗或撤床。判断是否满足撤床条件，确定不满足撤床条件，需向签约居民或家属说明情况，继续提供服务。

（8）责任医生应开具家庭病床撤床证，指导病人或家属按规定办理撤床手续，并书写撤床记录。建床病人或家属要求停止治疗或撤床的，责任医生应将该情况记录在撤床记录中，经病人或家属签字后办理撤床手续。

（9）撤床后，家庭病床病历归入病人病史由基层医疗卫生机构一并保存，并按病历存档要求进行存档保管，完整保存家庭病床档案 2 年以上。

家庭病床服务流程图见图 4-7。

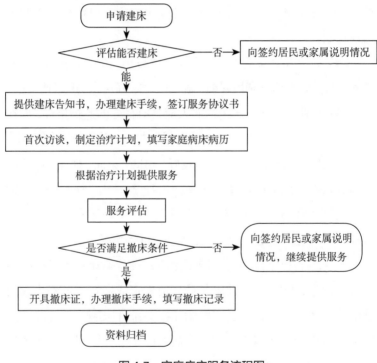

图 4-7　家庭病床服务流程图

2. 家庭病床治疗护理

（1）责任医生和管床护士应根据病情制定查床计划，建立医护联合工作机制，一般每周巡诊或家庭访视 1～2 次。病情较稳定、治疗方法在一段时间内不变的病人可两周巡诊或家庭访视 1 次。病人病情需要或出现病情变化可增加巡诊或家庭访视次数。必要时请上级医师、护士查床。

（2）定期巡诊或家庭访视时应做必要的体格检查和适宜的辅助检查，提出诊断、治疗和护理意见，向病人或家属交代注意事项，进行健康指导。

（3）对新建床病人，应在 7 天内完成家庭访视，并在病情变化或诊疗方案改变时及时巡诊。上级医师应对诊断、治疗方案和医疗文书书写质量提出指导意见。

（4）管床护士根据医嘱执行相应治疗计划。管床护士执行医嘱时，应严格遵守各项护理常规和操作规范，严格执行查对制度，严格遵循无菌操作原则，避免交叉感染和其他差错发生。

（5）管床护士应指导家属进行相关生活护理和心理护理。

（四）其他

1. **家庭病床配置**　出诊车辆（建议使用统一配置、标识的交通工具）、手提电脑（需联网）、出诊箱（内置有针剂、药品、消毒液、纱块、棉垫、棉签、体温计）、听诊器、血压计、血糖仪、心电图机、血氧饱和度仪、中频治疗仪、气垫床等，各地可根据实际适当增加或减少。

2. **家庭病床质量控制**　参照家庭病床病历质控评分标准、家庭病床护理质控评分标准进行（附 2、附 3）。

3. **管理与监督**

（1）省卫生行政部门加强对全省城乡家庭医生签约服务家庭病床服务工作的监督与指导；加强调查研究，及时发现和解决家庭病床服务工作中存在的问题。

（2）各市、县（市、区）卫生行政部门应加强辖区家庭病床服务的监管，明确家庭病床管理部门，负责家庭病床的统筹管理、质量监控、服务信息收集反馈等工作，制定家庭病床的各项管理制度和操作规程，并监督实施服务的基层医疗卫生机构严格执行；建立家庭病床质量监控评估机制，对家庭病床服务质量、服务对象的满意度等定期评估；建立家庭病床服务信息管理制度，对建床、撤床情况进行登记和统计。

（3）定期或不定期组织人员培训。

（4）加强家庭病床及家庭医疗照顾安全的宣传，建立公示制度，向社区居民公示家庭病床服务联系电话、服务项目及其收费标准、医疗保险报销政策，建立投诉受理机制。

（5）基层医疗卫生机构应将家庭病床与家庭医生签约服务的各项健康管理服务内容相融合，基本医疗与基本公共卫生服务充分结合，同时进行。按照基本公共卫生服务项目的内容针对个体进行个性化管理，提供家庭病床服务时要提供健康档案的建立、补充、完善和更新服务；重点人群专案管理及随访、周期性体检、心理健康指导、营养膳食指导、疾病预防指导、康复和健康保健知识指导等服务。建立责任医生（家庭医生）转诊管理制度，责任医生（家庭医生）需全程负责家庭病床病人的转诊与后续健康管理工作。

4. **收费** 家庭病床服务项目的收费标准，纳入基本医疗服务项目的按照当地物价部门的规定执行；纳入非基本医疗服务项目的，按照市场调节价自主定价执行。

（邱小夔）

附 1

XX省XX县（市、区）XX社区卫生服务中心（乡镇卫生院）家庭病床病历

居民健康档案号： 付费方式：

身份证号： 医保号：

姓名： 性别： 年龄： 血型：

婚姻： 民族： 籍贯： 药物过敏史：

家庭住址： 电话：

联系人①　　姓名：　　与病人关系：　　　联系电话：

联系人②　　姓名：　　与病人关系：　　　联系电话：

首次建床日期：第（　　　）次建床　　　　日期：

家庭病床号：

建床诊断：1.

2.

家庭病床分型：治疗型□　　康复型□　　长期护理型□　　临终关怀型□

家庭病床服务前风险评估单

姓名：　　性别：　　年龄：　　岁　病历号/ID号　　评估日期：

评估项目	风险问题		备注
环境方面	没有	有	
1　公共交通工具可达居住地区,地址准确无误			
2　四周环境安全及没有存在危险,例如:需要行经后巷、楼梯间满布杂物、有高空掷物、偏远地点、山泥倾泻、危楼等			
3　家中饲养动物/家禽,当护士家访时,会适当安置			
4　有电话网络通信			
5　治安问题			
情绪方面			
1　情绪不稳定			
2　暴力行为倾向			
3　有精神病史			
社交支援			
1　独居:缺乏家人/朋友照顾			
2　滥用药物/酒精			
3　与邻居关系:例如常吵架			
其他需注意地方			
评估者签名:　　年　月　日			

家庭病床建床记录单

姓名　　　年龄　　　性别　　　家庭病床号

病史陈述者与病人关系

主观资料（S）：

　主诉：

　现病史：

　既往史：

　个人史：

　月经、婚育史：

　家族史：

客观资料（O）：（包括体格检查、辅助检查）

体格检查：T　℃，P　次／min，R　次／min，BP　mmHg，体重　kg

辅助检查：

综合评估（A）：（包括续建诊断、疾病的程度及预后）

建床诊断：

疾病的程度及预后：

管理计划（P）：（包括进一步检查、药物与非药物治疗、健康教育）

其他需要说明情况：

与联系人沟通情况：

责任医生签名：　　　年　　月　　日

巡诊记录单

姓名　　　　年龄　　　　性别　　　　家庭病床号

责任医生签名：　　　年　　月　　日

家庭病床续建记录单

姓名　　　　年龄　　　　性别　　　　家庭病床号

病史陈述者　　　　　与病人关系

第（　　）次续建　　　　日期：

建床诊断：

建床阶段治疗经过：

阶段治疗评估：①好转；②无变化；③恶化；④其他（需注明）：

目前病人情况（临床表现及体格检查）：

目前诊断：

下阶段治疗计划：

责任医生签名：　　　年　　月　　日

家庭病床会诊记录单

病人姓名		性别		年龄	
家庭 病床号		建床时间			

病人目前的病情、诊断、治疗：

会诊目的：

特邀医院医师会诊

申请医生：

年　月　日

会诊意见：

会诊医生：　年　月　日

家庭病床撤床记录单

姓名　　　　年龄　　　　性别　　　　　家庭病床号

建床日期　　　　　　撤床日期　　　　　　　转诊医院

建床天数　　　　　　家庭访视次数

撤床诊断

治疗情况小结

撤床医嘱

转归：痊愈□　好转□　稳定□　转院□　病人（或家属）要求撤床□

　　　死亡□　死亡时间：　　　　　　　　死亡诊断：

　　　　　　病人（或法定监护人）签名：　　　责任医生签名：

　　　　　　　　　　　　　　　　　　　　　　　　年　　月　　日

双向转诊记录单

姓名　　　年龄　　　性别　　　身份证号

住址：　　　　　　　　　　联系电话：

家属姓名：　　　　　　　　联系电话：

转诊病历摘要：（诊断、治疗经过、目前情况、转诊注意事项）

拟转诊：　　　医院　　　科

　　　　　病人（或法定监护人）签名　　　　　转诊医生签名：

　　　　　　　　　　　　　　　　　　　　　　　　年　月　日

　　　　　　　　　　　　　　　　　　XX 社区卫生服务中心

　　　　　　　　　　　　　　　　　　　年　月　日　时

- -

双向转诊记录单（存根）

姓名　　　年龄　　　性别　　　身份证号

住址：　　　　　　　　　　联系电话：

家属姓名：　　　联系电话：　　　转诊医院：　　　转诊时间：

追踪随访情况：

　　　　　病人（或法定监护人）签名　　　　　转诊医生签名：

　　　　　　　　　　　　　　　　　　　　　　　　年　月　日

　　　　　　　　　　　　　　　　　　XX 社区卫生服务中心

　　　　　　　　　　　　　　　　　　　年　月　日　时

编号（建议使用居民健康档案号）

家庭病床服务协议书

甲方：XX 社区卫生服务中心（XX 乡镇卫生院）

乙方：（或法定监护人）：身份证号 _____ 住址 _____

　　家庭病床服务是家庭医生服务重要形式之一，是解决老龄化社会健康服务需求，提供老年人保健和居家医护照顾问题的重要途径，是减少居民医疗费用支出的重要举措。为进一步规范家庭病床服务，经甲乙双方友好协商，就 XX 社区卫生服务中心（XX 乡镇卫生院）与病人（或家属）达成以下协议。

一、甲方责任

　　1. 责任全科医生、社区护士告知病人（或家属）建床手续、服务内容、家庭访视及诊疗基本方案、收费、有关医疗风险和家属需要注意的事项、指导病人（或家属）按规定办理撤床手续。

　　2. 责任医生和社区护士应根据病人病情制定家庭访视计划。

　　3. 定期家庭访视时应做必要的体格检查和适宜的辅助检查，并作出诊断和处理。向病人（或家属）交代注意事项，进行健康指导。

　　4. 责任护士根据家庭访视计划和医嘱执行相应治疗、康复、护理计划。

　　5. 医务人员应当严格遵守各项诊疗、护理常规和技术操作规范，严格执行查对制度，严格遵循无菌技术操作原则，避免感染等不良事件发生。

　　6. 责任护士应指导家属进行相关生活护理、心理护理及赋权指导。

　　7. 医务人员发现建床病人病情变化，不适宜接受上门服务时，应告知病人（或家属）及时转上级医院。

　　8. 其他。

二、乙方责任

　　1. 提供病人资料情况属实。

　　2. 提供有效的通信联络方式，确保准确联系。

　　3. 病人病情变化，及时与责任医生联系，或立即拨打 120 转院。

　　4. 配合责任医生、护士进行治疗。

　　5. 特殊治疗护理过程或生活不能自理的病人，在医务人员开展医疗服务时，必须有具备完全民事行为能力的人员陪同。

　　6. 有关收费项目及费用，按医院规定要求及时支付。

　　7. 病情不适宜在家治疗时，应遵照责任医生要求及时转诊。

8. 按要求办理建床、撤床手续。

9. 其他。

具体细则双方协商。

三、其他未尽事宜，甲、乙双方在工作中协商解决。

乙方已认真看过以上告知内容，医生已作过详细解释，完全理解，经考虑决定：同意委托 XX 社区卫生服务中心提供家庭病床服务。

（注：当病人不识字或失去行为能力或不具备有行为能力时，由近亲代签。）

本协议一式两份，甲、乙双方各持一份，均具有同等法律效力。

附件：家庭病床建床告知书

甲方（盖章）：　　　　　　乙方（签名）：

代表签字：　　　　　　　　法定监护人（签名）

　　　　　　　　　　　　　　日期：　　年　　月　　日

家庭病床建床告知书

病人及家属：

您好，欢迎选择本社区卫生服务中心提供家庭病床服务。家庭病床由专业医生及护士向您或您的家人提供家庭连续性医疗服务，本着相互尊重的原则，现将有关事项告知如下：

一、收治范围

家庭病床的收治对象应是诊断明确、病情稳定，并经医生确认适合在家庭条件下进行检查、治疗和护理的病人，具体包括：

1. 诊断明确的慢性非传染性疾病，需连续治疗和长期护理，因行动不便到医疗机构就诊确有困难的病人。

2. 经住院治疗病情已趋稳定，出院后仍需继续观察和治疗。

3. 其他诊断明确、病情稳定的非危重症病人，需连续观察和治疗。

4. 处于疾病终末期需姑息治疗。

二、服务项目

服务项目为适宜在家中开展的诊疗服务，包括全科医疗、居家护理、个案管理、临终关怀、中医中药以及康复服务，提供的服务以安全有效为准则。

三、建床手续

1. 病人或家属提出建床申请。

2. 对属于收治范围的病人，医师应告知病人或家属家庭病床诊治的局限性、有关医疗风险及注意事项。

3. 双方签订家庭病床服务协议书。

四、服务内容

1. 家庭访视　一般每周巡诊 1～2 次，可根据病情和病人需要调整。

2. 居家护理　按家庭病床计划和医嘱提供治疗、康复、护理和健康指导。

五、告知服务

1. 告知日常的注意事项以及病情变化时居家医疗、护理、康复的局限性。病人（或家属）尽力配合医务人员的医疗、护理和康复服务。

2. 告知因服务地点和设备局限性，家庭病床服务可能存在潜在风险。若发生难以防范的意外事件，病人（或家属）应予以理解，并承担相应的抢救及后续治疗费用。

3. 告知有关收费项目及费用标准。

六、撤床手续

1. 当病人病情适合撤床条件时，责任全科医生应指导病人（或家属）按规定办理撤床手续。

2. 有关收费项目及费用，病人（或家属）按医院规定要求及时支付。

七、医疗安全

1. 确需在家中进行特殊治疗的病人，须告知病人（或家属）有关医疗风险，与病人（或家属）签订知情同意书后，方可进行相应治疗。

2. 生活不能自理或不具备完全民事行为能力的病人，在医务人员开展服务时应有法定监护人陪同在场。

3. 医务人员发现建床病人病情加重，应告知病人（或家属）及时转到医院。如拒绝转院，责任医生应在病历上记录并要求病人（或家属）签字。

家庭病床临时医嘱单

姓名：		性别：	年龄：		家庭病床号：			
起始时间		医生签名	医嘱		执行日期		执行者签名	
日期	时间				日期	时间		

家庭病床治疗计划单

姓名：		性别：	年龄：		家庭病床号：			
起始时间		医生签名	医嘱	执行护士签名	停止			执行护士签名
日期	时间				日期	时间	医生签名	

家庭病床首次护理评估单

姓名：　　　性别：□男 □女　　　年龄：　　岁　家庭病床号：	
家庭地址：　　　　　离医疗机构距离：　　　　　　km	
电话：	
评估日期：　　年　　月　　日　　时 资料来源：□病人 □家属 □朋友 □其他	
诊断：	
一、个人及家庭情况	
教育程度：□文盲 □小学 □中学 □大专以上 婚姻状况：□未婚 □已婚 □离异 □孤寡 □丧偶	
家庭成员：□父母 □配偶 □子女 □独居 □其他： 职业：□离退休 □无业 □在职	
宗教信仰：□无 □佛教 □天主教 □基督教 □其他： 民族：□汉族 □其他：	
吸烟：□无 □已戒 □有：　　支/d 烟龄：	
嗜酒：□无 □已戒 □有　　两/d	
饮食：□清淡 □偏咸 □偏甜 □偏油腻 □半流 □流质 □软饭	
主要日常照顾者：□自我照顾 □夫/妻 □父母 □子女 □保姆 □其他：	
个人卫生：□好 □异味 □未清洁	
家居环境：□安全 □潜在危险 电梯：□有 □无 活动空间：□宽敞 □狭窄	
光线：□充足 □微弱 □一般 空气流通：□清新 □欠佳 □混浊	
厕所：□居家（□坐厕 □蹲厕　扶手：□有 □无）□公厕 浴室扶手：□有 □无	

过敏史：□未发现　□有　□青霉素　□头孢类　□链霉素　□磺胺类
□食物：　□其他：　□不明确

医疗费用支付方式：□自费　□公费　□医保　□农保　□商业保险
□他人赔付　□其他

二、护理评估

生理状况

T　℃　P　次/min　R　次/min　BP　mmHg

身高：　m　体重：　kg　BMI：　（kg/m^2）

血糖值：　mmol/L（□空腹　□餐前　□餐后　小时）　日期　血氧饱和度　%

意识状况

（呼之：□能应　□不应　对答：□切题　□不切题）

□清醒　□意识模糊　□嗜睡　□昏睡　□浅昏迷　□深昏迷

沟通及感官

最常用语言：□粤语　□普通话　□其他

语言表达：□清楚　□含糊　□失语

听力：□正常　□欠佳　□耳聋（□左　□右）　□无法评估

视力：□正常　□模糊（□左　□右）□失明（□左　□右）　□无法评估

心理状况

□平静　□开朗　□焦虑　□激惹　□悲哀　□抑郁　□其他

对病情态度：□积极　□消极　□接受　□不接受

认知能力

短期记忆：□完整　□受损

长期记忆：□完整　□受损

睡眠状态

□正常　□入睡困难　□易醒　□多梦　□失眠

□服用安眠药（药物名称　　　　　　　　）

睡眠时间：＿＿＿h/d

睡眠体位：□平卧　□半坐卧位　□端坐卧位

肢体功能

ADL 自理能力：□自理 □部分自理（□进食 □穿衣 □行走 □如厕 □沐浴 □转移）□完全不能自理

活动能力：□自理 □卧床 □轮椅 □行走需要辅助工具 （□拐杖 □三脚架 □四脚架 □行走架 □其他_____）

平衡／步态：□不能确定 □平稳 □摇晃

半年内的跌倒情况：□不能确定 □无 有

四肢活动：□自如 □无力 □偏瘫（□左上肢 □左下肢 □右上肢 □右下肢）□截瘫 □全瘫

营养状态

体型：□正常 □肥胖 □消瘦 □恶病质

摄入液体限制：□无 □有 摄入液体：_____L/d

3 个月内的体重变化：□不能确定 □无 □增加

□减少 体重增加／减少_____kg

经口进食困难：□无 □有 饮食途径：□正常 □禁食 □鼻饲 □造瘘管

停留时间： 年 月 日 型号：

口腔黏膜：□完整 □溃疡 □白斑 □其他

牙齿：□齐全 □缺失 □龋齿 □义齿

呼吸情况

呼吸困难：□无 □有 发绀：□无 □有

居家吸氧：□无 □有 L/min

咳痰：□无 □有（□易咳 □难咳） 痰液性状：□稀 □稠

颜色：□白色 □黄色 □黄绿色 □其他 痰量：□少 □多

排泄情况

排便情况：□正常 □便秘 □腹泻 □失禁 □造口（□结肠造口 □回肠造口）□其他

习惯：每日_____次

性状：□正常 □糊状 □水状 □黏液 □柏油样 □其他_____

排尿情况：□正常 □失禁 □尿频 □尿急 □尿痛 □尿潴留 □其他

颜色：□澄清 □黄色 □橙色 □血尿 □茶色 □混浊

引流情况：□无 □有（导尿管／尿套 型号_____ 更换日期 ）

通畅：□是 □否 沉淀物：□无 □有

皮肤及其他

颜色：□正常 □苍白 □潮红 □发绀 □黄疸 □出血点 □其他_____

嘴唇颜色：□粉红 □苍白 □发绀 □其他_____

完整性：□完整 □伤口（部位、范围、性质）

压疮：□无 □有 Braden/Norton/ 改良 Braden 压疮评估量表_____

疼痛：□无 □有（详见疼痛护理记录单）

药物使用

用药情况：□无 □有（如有，请继续评估）

□处方药 □中药 □精神科药 □非处方药 □其他

服药依从性：□规律服药 □不规律服药 □不服药

三、其他情况

四、主要问题及指导

评估护士签名： 评估时间： 审核人： 审核时间：

家庭病床护理记录单（社区通用格式）

姓名：　　性别：　　年龄：　　诊断：　　家庭病床号/ID号：　　首次家访时间：　　年　月　日

日期	入室时间	T °C	P/HR 次/min	R 次/min	BP mmHg	意识 GCS	认知能力	自理能力	皮肤/压疮	睡眠	家居环境	疾病认知	饮食指导	服药依从	心理疏导	安全指导	排泄情况 大便	排泄情况 尿	特殊情况记录	离室时间	护士签名

撤床护理记录单

姓名：　　　性别：□男　□女　　年龄：　　岁　家庭病床号：	

建床日期：　　　　　　　　　　　撤床日期：

诊断：

一、撤床原因

□完成治疗　□病情好转　□病情恶化

□转院（　　　　　　医院　　　科）□死亡

二、撤床评估

对疾病认识程度

□了解　□部分了解　□不了解

对宣教的理解程度

病人：□完全理解　□部分理解　□不理解

照顾者对宣教理解程度：□完全理解　□部分理解　□不理解

心理状况

□平静　□开朗　□焦虑　□激惹　□悲哀　□抑郁　□其他

肢体功能

自理能力：□自理　□部分自理

（□进食　□穿衣　□行走　□如厕　□沐浴　□转移）□完全不能自理

四肢活动：□自如　□无力　□偏瘫

（□左上肢　□左下肢　□右上肢　□右下肢）□截瘫　□全瘫

营养状况

进食情况：□正常　□食欲不振　□吞咽困难　□恶心　□呕吐

□管饲　□胃造瘘（胃管/胃造瘘管　型号_____更换日期_____）□其他

皮肤情况

□完整　□伤口　□压疮

排泄情况

□正常　□引流（导尿管/尿套　型号_____更换尿管日期_____）

服药依从性

□规律服药　□不规律服药　□不服药

三、撤床指导

用药指导

□遵医嘱服药　□特殊用药指导

饮食指导

□普食　□半流　□少量多餐　□清淡饮食　□糖尿病饮食

□避免刺激性食物　□其他

特殊指导

责任护士签名：　　　　日期：　　　　上级护士审核：　　　　审核时间：

附 2

家庭病床病历质控评分标准

家庭病床号：　　　病人姓名：　　　撤床日期：　　　管床医生：

项目		标准分值/分	基本要求	扣分内容	扣分标准/分	扣分原因	项目得分/分
封面		2	项目齐全、准确，字迹清楚，严禁涂改	缺项、不规范或错填	0.2/项（扣完为止）		
家庭病床建床记录	主观资料	24	1. 建床24小时内由主管医生完成（3分）	建床记录（再次或多次建床记录）未按时完成	3		
			2. 一般项目齐全（1分）	一般项目填写不全	0.2/项（扣完为止）		
			3. 主诉体现症状（或体征）+持续时间（5分）	主要症状记录不确切、不全	2		
				以诊断代替主诉	2		
				无持续时间	1		
			4. 现病史必须与主诉相关、相符，能反映本次疾病起始、演变、诊疗过程及一般情况变化，重点突出、概念明确，运用术语正确（10分）	医学术语应用不当、不全	1		
				现病史描述主要症状不明确	3		
				发病诱因、主要疾病发展变化过程、诊治情况叙述不清，描述不准确（4分）	1/项（扣完为止）		
				叙述混乱、颠倒、层次不清	2		

项目	标准分值/分	基本要求	扣分内容	扣分标准/分	扣分原因	项目得分/分
主观资料	24	5. 既往史(2分)	项目缺项	0.2/项(扣完为止)		
			主要传染病漏报	乙级		
		6. 个人史、月经婚育史、家族史(3分)	缺个人史(1分)	0.2/项(扣完为止)		
			缺月经婚育史(1分)	0.5/项(扣完为止)		
			缺家族遗传与疾病有关的病史(1分)	0.2/项(扣完为止)		
家庭病床建床记录						
客观资料	13	1. 体格检查(10分)按系统由上而下循序进行书写,各系统检查符合内科诊断学要求;专科记录及重点检查要突出	体格检查一般项目遗漏(4分)	0.5/项(扣完为止)		
			体格检查遗漏系统或主要阳性体征	乙级		
			体格检查记录描述不规范(3分)	0.2分/项(扣完为止)		
			体检内容失真,前后矛盾	3		
			缺必要的专科或重点检查	乙级		
		2. 辅助检查(3分)详细记录,写明检查机构及时间	未记录检查机构名称	1		
			未记录检查时间	1		
			未分类按检查时间顺序记录检查结果	1		
综合评估	8	1. 建床诊断(4分)主次诊断排列有序	无诊断或诊断错误不得分,诊断不确切酌情扣分	4		
		2. 疾病程度及预后(4分)	缺对疾病的程度评估	2		
			缺对疾病的预后评估	2		

项目		标准分值/分	基本要求	扣分内容	扣分标准/分	扣分原因	项目得分/分
家庭病床建床记录	管理计划	9	1. 进一步检查(5分)	首次建床三大常规不全	1		
				与疾病有关的其他检验	1		
				应定期复查而未复查	0.5		
				凡无检查指征而检查	0.5		
				化验单遗失	1		
				化验结果未在病程记录反映	1		
			2. 药物与非药物治疗(2分)	无方案不得分,方案不符合病情酌情扣分	2		
			3. 健康教育(2分)	无健康教育不得分,健康教育制定不符合病情酌情扣分	2		
	巡诊记录	12	主要问题记录:要及时反映病情变化,分析判断,处理措施,疗效观察,更改医嘱的时间,进一步检查结果异常,有分析及处理措施。有反映医师履行告知义务	未按规定时间书写主要问题记录	1		
				主要问题记录内容不全面(包括其他特殊记录)(2分)	0.5/项(扣完为止)		
				会诊、转诊病人无相应记录	乙级		
				有进一步检查(治疗)记录	3		
				进一步检查(治疗)记录有缺陷	1		

续表

项目	标准分值/分	基本要求	扣分内容	扣分标准/分	扣分原因	项目得分/分
巡诊记录	12	主要问题记录:要及时反映病情变化,分析判断,处理措施,疗效观察,更改医嘱的时间,进一步检查结果异常,有分析及处理措施。有反映医师履行告知义务	上级医师首次查房未在3天内完成	2		
			上级医师首次查房记录有缺陷	1		
			规定时间内无上级医师查房记录(2分)	1/次(扣完为止)		
其他记录	5	会诊记录、转诊记录、化验报告粘贴单	缺应有的记录	2		
			记录内容不完整	1		
			缺报告单(1.5分)	0.5/份(扣完为止)		
			粘贴不规范	0.5		
撤床记录	10	病人撤床后7天内完成。内容全面,包括主诉、建床情况、建床诊断、诊疗经过、撤床情况、撤床诊断、撤床医嘱、医师签名	缺撤床记录	乙级		
			撤床记录7天内未完成	6		
			撤床记录不完整	4		
协议书	8	签订家庭病床服务协议书、知情告知书	无"家庭病床服务协议书"	4		
			无告知书	4		
服务规范	5	服务开展情况	无故不上门服务	2		
			不按时上门服务	2		
			有有效投诉	1		

项目	标准分值/分	基本要求	扣分内容	扣分标准/分	扣分原因	项目得分/分
其他	4	医师签名清晰、病历及医嘱书写规范	医师签名不清晰(1分)	0.2/每处(扣完为止)		
			3天内无主治医师审核签字	1		
			病历不整洁,有刀刮涂改(1分)	0.2/处(扣完为止)		
			医嘱书写不规范、不清楚(1分)	0.2/处(扣完为止)		

注:如考核过程中出现"乙级"则该项目不得分。总分值:100分。≥90分为甲级病案;75~89.9分为乙级病案;<75分为丙级病案。

科室评分: 分   科室质控员签名: 科主任签名:

评价日期: 年   月   日

附 3

家庭病床护理质控评分标准

项目	质量标准	分值/分	考核方法	评分标准	扣分原因	得分/分
制度执行（35分）	1. 了解并掌握管辖病人的病情、治疗及护理要点，掌握基础护理及专科护理常规	8	抽查3份病历，询问护理人员	询问管辖病人的病情、治疗及护理要点，熟悉得4分，不熟悉酌情扣分		
				询问基础护理及专科护理常规，熟悉得4分，不熟悉酌情扣分		
	2. 掌握院前急救护理常规及处理流程	9	检查制度常规，抽检工作人员	院前急救护理常规及处理流程规范，完整得4分，不完整酌情扣分		
				护理人员掌握基本急救程序，掌握常用急救技术及药品使用，熟悉得5分，不熟悉酌情扣分		
	3. 根据需要巡视病人，治疗过程中发现病情变化及时报告责任医生并记录	10	电话回访查看记录（3例）	治疗过程能及时发现问题并及时处理，3分		
				治疗过程中发生病情变化及时与责任医生沟通，3分		
				及时记录病情变化，治疗和对护理措施进行效果评价，4分		
	4. 预防压疮、坠床等，有安全告知	8	电话回访（3例）	有预防压疮告知及指导，4分		
				有预防坠床（跌倒）告知及指导，4分		

项目	质量标准	分值/分	考核方法	评分标准	扣分原因	得分/分
服务质量（25分）	1. 着装整洁、符合规范要求	5	查看现场	工作服规范、整洁,1分		
				佩戴服务卡,1分		
				无佩戴手镯、手链等,1分		
				指甲干净、无涂色,无佩戴戒指,1分		
				头发整洁符合护理规范,1分		
	2. 规范服务,病人满意	8	电话回访（3例）	耐心解答病人问题,2分		
				按预约时间上门,4分		
				使用礼貌用语,2分		
	3. 防范和处理投诉	6	查阅有关记录及投诉记录	制定服务差错和事故防范预案,1分		
				投诉发生情况及处理,3分		
				考核时间内是否有医疗事故,无医疗事故得2分,有医疗事故酌情扣(2~10分)		
	4. 做好建床告知及相关指导	6	电话回访（3例）	及时做好建床告知,3分		
				及时提供相关指导,3分		
出诊包及药品管理（20分）	1. 出诊包完整、无损坏,基本设备齐备	6	检查出诊包	出诊包清洁无杂物,做到定期清洁、消毒,1分		
				出诊包物品配置齐全,能正常使用,3分		
				无菌物品与非无菌物品应分开放置,无菌物品在有效期内,2分		

198

项目	质量标准	分值/分	考核方法	评分标准	扣分原因	得分/分
出诊包及药品管理（20分）	2. 按要求配备基本药品，管理规范	7	检查出诊包	按要求配备基本药品，3分		
				药品有无标识，2分		
				基本药品放置整齐，2分		
	3. 按要求配备急救药品，管理规范	7		按要求配备急救药品，3分		
				标签清晰，1分		
				标识有效期，2分		
				急救药品放置整齐、规范，1分		
护理文书（20分）	1. 首次家居探访护理评估表	7	查看记录	24小时内完成首次家居探访护理评估表，不及时扣1分		
				评估记录漏项、缺陷，扣1分/项		
				字迹清晰，页面干净，无涂改，1分		
				评估结果与病人病情实际相符，4分		
	2. 护理记录单	10	查看记录	字迹清晰，页面干净，无涂改，0.5分		
				填写栏目齐全，无漏项，0.5分		
				评估记录在24小时内完成，不及时扣1分		
				根据病人情况选用合适的护理评估表，2分		
				评估结果与病人病情实际相符，4分		
				及时、准确记录医嘱或病情变化，2分		

项目	质量标准	分值/分	考核方法	评分标准	扣分原因	得分/分
护理文书（20分）	3. 家居探访撤床评估单	3	查看记录	字迹清晰,0.5分		
				页面干净,无涂改,0.5分		
				填写栏目齐全,无漏项,0.5分		
				个体指导明确,1.5分		
合计						

质控人员签名： 科主任签名： 评价日期： 年 月 日

第 五 章

家庭医生
团队管理

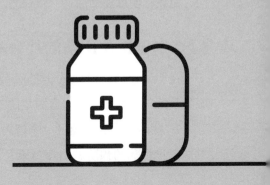

家庭医生服务内容多，且必须达到一定量的签约服务目标，单靠医生或者护士个人的有限力量无法实现，必须形成团队。团队成员协同行动才能实现既定的目标，满足签约家庭和成员的需求。建立了团队，有了组织，并不代表这个组织就能产生"协同效应"，只有加强团队管理，才能充分发挥组织效应。

第一节
家庭医生团队的使命

一、家庭医生团队的使命和愿景

使命是组织的根本性质与存在理由，包括目的、宗旨、运营哲学等。愿景则体现立场和信仰，是最高管理者头脑中对未来的设想。使命和愿景都可以指明方向，但使命高于愿景，使命是主要的决策，主宰了所有其他的决定。家庭医生团队虽然是一个小型组织，但同样需要有使命且须全体成员参与并认同，愿景在明确使命后进一步谋划、制定。

二、家庭医生团队的社会责任

在明确使命、谋划愿景之前，要根据家庭医生服务起源、服务政策等内容，明确家庭医生团队的社会责任。

1. **团队对居民的责任** 家庭医生服务能够解决社区居民常见病、慢性病的预防、治疗与康复等问题。社区卫生服务中心有值得信赖的全科医生，有效地控制慢性病；有居民信任的护士，纠正其不健康生活方式；有公共卫生医生，可帮助其监测血压血糖、进行疾病筛查，及早发现疾病、慢性病并发症或其他健康隐患。家庭医生的存在，改变了许多签约居民的就医习惯，也减轻了居民经济负担。

2. **团队对政府的责任** 家庭医生团队保证了安全医疗、有序医疗，缓解了周围综合医院的接诊压力，节省了宝贵的医疗资源，不同程度地缓解了"看病难，看病贵"的问题，为促进社区首诊、建立分级诊疗有序就医新格局奠定了基础，为深化医药卫生体制改革作出了贡献。

3. **团队对机构的责任** 随着各级政府对医疗卫生机构进一步加强考核，医疗卫生机构面临着精细化管理要求。家庭医生服务通过签约的形式绑定更多的居民，向居民提供基本医疗服务和基本公共卫生服务，可使基层医疗卫生机构服务数量不断攀升、服务质量不断提高，大大提高了服务效能和医疗卫生资源利用效率。

4. **团队对社区的责任** 签约居民看病省钱、心里踏实，医患关系更加和谐，居民满意度持续提升，进一步改善了社区就医环境，提升了居民获得感。随着社工、义工的加入，社区资源也得到更加合理的利用。

三、家庭医生团队的使命宣言

对于成功的团队或组织，使命宣言至关重要。使命宣言应该由团队所有成员来共同拟定，不能由团队长个人包办。使命宣言拟定的前提是每一位团队成员深知家庭医生团队的社会责任。虽然家庭医生服务深受政府、病人和居民的欢迎，但是作为服务提供者，家庭医生团队本身并不会获得额外收入，因此经常出现动力不足的情况。

使命宣言主要包含以下几个方面：一是团队想成为怎样的团队；二是团队要成就什么样的事业；三是为了有所成就应该具有的价值观，即是非判断；四是为了有所成就应该拥有的原则，即作出关键选择的基础。使命宣言在经过每位成员充分讨论与全程参与的情况下得以确立。使命宣言可以称为"团队宪法"，成为团队以不变应万变的力量源泉。有了使命感，团队和成员就抓住了积极主动的实质，有了用以指导工作的愿景和价值观，并在此根本指引下设立长期和短期目标。团队也可据此高效能地利用成员时间、精力和才能。

使命宣言的内容和形式因团队而异，以深圳市某社康中心家庭医生团队为例：

使命宣言

团队是应广大社区居民对美好生活的新期待而生。

不管是否有签约费用，本团队都会向本社区信任我们团队的居民提供签约服务，以主动、谦卑和专业的精神，与之维持长期的亲人般的互信互赖关系。

未生病的签约居民，我们团队要主动安排好其免费享受的基本公共卫生服务和健康管理服务；已经生病的签约居民，我们会竭尽所能地治疗其疾病，或者转诊给我最信赖的专科医生帮助治疗。总之，我们团队要努力为签约居民创造健康价值。

我们的团队成员都深知家庭医生的意义，对于签约服务态度都是积极的，每位成员都能够将团队目标置于个人目标之上。

当我们的团队意见发生分歧时，我们都会开诚布公，热烈讨论，直到找到满意的解决方案。

天道酬勤，我们相信所有的努力都不会白费。我们会获得相对等的收入报酬，给家人带去幸福，在工作中获得更多认可和机会。

四、家庭医生团队的文化塑造

领导工作的核心，就是在共有的使命、愿景和价值观之后，创造出团队文化。共有的使命、愿景和价值观获得认同后，还需要通过一定的强化方法使其深入人心。具体做法包括：

1. 加强宣传　充分利用一切宣传工具和手段，宣传机构和团队价值观的精要，营造浓厚氛围，并让团队成员铭记在心。

2. 树立榜样　典型榜样和典型事迹是文化的人格化身与形象缩影，以特有感召力与影响力为团队成员提供仿效样板。

3. 培训教育　举办各种演讲讨论、互动式的培训、健康有益的娱乐活动等，有目的地培训与教育，使成员系统接受和强化认同使命、愿景和价值观。

4. 率先垂范　团队长的模范行为是一种无声的号召和导向，能产生强大的示范效应，能够促使价值观逐渐变为成员的自觉行动。

5. 肯定实践　充分重视、肯定成员在实际服务工作中符合团队价值观的各种实践、体验以及积极的建议，尤其是创新性的尝试。

6. 物质保障　绩效分配与物质文化建议也应尽量与以上各方面保持同步。

7. 丰富发展　价值观和文化的形成不是一蹴而就的，需要在实践的基础上，经过分析、归纳而调整、完善。团队文化经过不断的循环往复，才能达到更高层次。

第二节
家庭医生团队长的管理工作

家庭医生团队长一般由全科医生担任，多是临床医学专业毕业，对于疾病有一定的临床诊治思维方法与实践，但对于如何管理一个团队，如何调动团队成员的积极性达成签约目标，如何发挥团队力量满足签约居民的各种健康需求，没有太多经验。因此，团队长需要明确自己的职责，学会管理团队。

一、团队长职责与要求

在基层医疗卫生机构统一领导下，团队长全面负责本团队的管理及运行，包括组建团队、细化团队成员职责和分工、制定团队工作目标、树立团队特色品牌、团队服务质量管理和考核、团队与其他组织的沟通和联络等工作。

1. 团队长是基层医疗卫生机构中的管理人员，既要完成自己的诊疗业务工作，同时还担负管理的职责，须协调安排团队成员完成签约服务的工作，实现基层医疗卫生机构分配的签约目标。

2. 上传下达，保持机构上下一致的价值观。团队长明确职责后，首先要检查自己是否认同机构的价值观，如果无法认同，或者与自己的价值观不同，则不适宜担任团队长。同时，团队长也要了解成员的价值观。

3. 关注基层医疗卫生机构指定的签约目标，安排并监督成员完成具体业务。

二、团队长管理工作内容

除了日常诊疗工作外，团队长具体的管理工作分为业务管理和成员管理两部分，即对工作本身的管理和对人的管理。工作的基础都是机构指定的签约目标。

1. 业务管理 ①确定签约团队的工作方针；②明确家庭医生服务的范围、职责；③熟悉考核方案和考核流程，制定年度签约目标（新签目标和续约目标）；④制定操作流程和签约策略，制定提高签约居民满意度的工作方案；⑤制定绩效分配方案和激励措施；⑥月签约与周/月续约数量公示，签约病人就诊情况公示，满意度情况反馈，重点签约居民关系维持；⑦考核存在问题整改，分配绩效补助等。

2. 成员管理 ①在进行人员管理前，团队长应掌握团队成员的能力特点。比如成员掌握了哪些技能，工作是否积极，性格如何；属于一个人埋头苦干型，还是属于在团队中更能发挥实力的类型；擅长哪些工作，是否有营销的意识；习惯等待领导的具体指示，还是自己就能独当一面。②了解每位成员的特点后，再明确团队成员的具体分工。③要结合机构给予团队的目标，为各成员分配目标。分配目标的方式，可以是边交流边设定，也可以是半强制性的方法直接分配。边交流边设定充分尊重成员的主观能动性，但对于缺乏责任感的成员可能不适宜。目标分配完毕后，需要签约责任书。④传达并培训操作流程、签约策略、绩效分配、激励措施等。⑤针对成员目标完成的情况，团队长要创造机会与成员交流，给予评价或指导，对其进行培养。⑥在管理工作中，团队长要站在更高的角度看问题，但工作态度却不可居高临下；既要眼光长远，也要心态平和。

三、团队长的领导力

团队长的领导力可能受五个因素的影响：

1. **确定目标** 团队长有没有为团队成员确定明确的目标，如月签约目标、年签约目标、签约居民就诊率及满意率等。

2. **明确责任** 团队成员是否明确自己在家庭医生签约服务中的责任，是负责签约做文书工作，还是具体对接居民提供健康咨询、预约服务，或是接诊转诊后期跟进。

3. **绩效反馈** 即每一项工作结束是否能得到反馈，如能够通过考核、能够获得签约居民的认可继而被推荐其他居民签约，能够分配到与工作绩效相匹配的酬劳等。

4. 能力发挥　在签约服务的过程中，团队成员是否能充分发挥个人能力。如果只是单一的某项工作常年重复，很难维持工作热情。

5. 决策参与　团队成员是否有自己作出决策的机会。如果成员只能听从团队长的安排开展工作，无法表达自己的想法或者按照自己的意愿来签约或服务，也将影响工作热情。

除了以上五点，团队长还要注意，一份快乐的工作，除了物质得到满足，精神也要满足。"实惠"与"乐趣"兼得的工作，能更大地激发动力、点燃热情。团队长要在团队中输入"我是个优秀的医务人员""我是个很能干的人"的积极意识。团队长可经常和成员谈使命和愿景，工作价值明确后，团队成员的使命感增强，从而在工作中感到快乐，工作能力也会相应提高。另外，团队长必须以身作则，对工作充满激情，让自己的能量和热情影响团队，提高自身领导力。

第三节

家庭医生团队管理中的 PDCA 循环

PDCA 循环，又称戴明环，是由美国质量管理专家戴明首先提出的全面质量管理所应遵循的科学程序，即按照计划（plan）、执行（do）、检查（check）、处置（action）的顺序往复循环进行改进的科学程序。PDCA 循环不仅适用于质量管理，也适用于一切循序渐进的管理工作，包括项目管理、团队管理和个体管理等，有助于持续改进各项管理工作，提升质量意识、团队协作与科学精神。

家庭医生团队管理可应用 PDCA 循环，以提高竞争力，满足居民日益提高的健康需求，提升服务质量。

一、PDCA 循环的阶段

1. 计划阶段　一切有组织的活动，不管大小，重要与不重要，全局性或局部性，都必须有计划。计划工作是一切管理活动的前提，是为达成一定的目标而事前对措施和步骤作出的部署，是实现目标的途径。计划 = 做什么 + 怎么做，做什么即确定目标，怎么做即实现目标的方法。组织的使命和任务，必须转化为目标，管理者应该通过目标对下级进行管理，当最高层管理者确定了组织目标后，必须对其进行有效分解，转变成每个部门以及每个人的分目标，管理者根据分目标的完成情况对下级进行考核、评价和奖惩。团队长接到机构的目标后，也要将签约数量任务、签约居民就诊率、签约居民满意度等目标分解给每位团队成员，根据不同目标制定不同的工作方案，并定期对每位成员的完成情况进行追踪评价。

2. 执行阶段　一项工作要得以顺利开展，首先要有执行能力，即要"会做"。①执行前应对项目成员进行执行前强化培训，让执行人员明白自己要做什么，做到什么程度，依据是什么，需要具备哪些知识与技能。这样才能目标一致，执行到位，各尽其责。②要明白控制工作的关键点在哪里，遵循什么制度，违反了怎么办。执行过程中会消耗一些资源，在不增加资源或尽量少地增加资源的基础上达成目标，才体现 PDCA 循环的管理价值。执行计划的时候还要严格要求、脚踏实地、开拓创新。签约服务不仅需要在签约后录入诊疗系统、维护家庭成员信息，更重要的是签而有约，提高签约对象日后的就诊率和满意度。团队要加强履约服务全流程的培训，同时对如何签得快、签得多，快速回复健康咨询等环节积累经验，提高工作效率。

3. 检查阶段　计划执行后要进行结果检查，包括结果面的检查和过程面的检查。如果结果面检查达成了预期效果或预定目标，说明改善对策有效，即进入效果确认，并对有效的对策和方法进行标准化，从"人治"走向制度管理。如果结果面检查未达成预期效果或目标，则要进行过程面的回顾检查，查看拟订的计划是否得以实施，如果实施了没达到预期或目标，还要继续分析对策拟定是否有效、原因分析是否全面准确、原因查找有无遗漏、现状调查是否真实等。

4. 处置阶段　对检查阶段发现的问题进行处理、总结。对正确的做法加以肯定，总结成文，制定标准。提出尚未解决的问题，对效果不显著、不符合要求的一些措施等，本着实事求是的精神，将其列为遗留问题，进入下一个循环，往复循环，持续不断地解决问题。

二、PDCA 循环的步骤

1. 分析现状，查找问题　发现问题比解决问题更重要，改善始于发现问题。发现问题是一种创新，而解决问题则是一种执行。家庭医生签约服务需要改善的问题包括：①医务人员签约动力不足，不愿意主动签约，认为医生就应该坐在诊室等病人就诊；②居民不愿意签约，认为签约后也不能带来什么方便；③辖区居民签约率低；④签约居民不愿意来基层医疗卫生机构就诊；⑤签约居民对签约服务获得感不高、满意度不高；⑥医务人员与签约居民较难建立比较稳固的联系，医务人员难以记住所有签约居民的姓名和特殊等。以上都是常见且需要改善的问题。团队长带领团队成员，可选定一个迫切需要解决的主题，对主题的现状进行调查，进行 PDCA 循环。

2. 确定改善目标　目标设定一般在现状调查完成之后进行。用"完成期限 + 目标项目 + 目标值"表达。比如针对辖区居民中重点人群签约率低的问题，设定目标为"年底辖区重点人群签约率达到 80%"。完成期限一般为 3 ~ 6 个月，目标值一般要根据现状值和改善能力来测算。在规范书写目标设定时，还要书写设定的理由，理由包含目前现状、改善重点、圈能力（指参加 PDCA 循环小组成员的综合能力）等。

3. 分析原因与要因　问题产生的原因很多，对问题影响不大的原因要排除，通过鱼骨图等方法把确实影响问题的末端因素、主要原因找出来，以便为制定对策提供依据。分别对每一个末端因素进行确认，制定现场检查表，通过现场试验、现测试、调查分析等查明真因。确定真因一定要取得数据，只凭印象、感觉经验、主观表决、按重要度评分都不可取。

4. 拟定并选择改进对策，制定行动计划　在确定真因的基础上，针对真因拟定相应的解决办法。对策拟定是 PDCA 循环的关键环节，决定着 PDCA 循环的最终成效。具体的操作流程必须严格按照相应的规则及其流程循序展开。首先，全体小组成员应以真因为依据，通过头脑风暴法等形式提出具体的改善构想，并在讨论会上充分交流；其次，对所提出的对策方案进行分析、评价、筛选和融合，制定实施计划（具体包括实施步骤、日程和负责人等）；最后，团队长将对策实施计划及合理化建议报所在医疗机构批准后即可进入对策实施阶段。

5. 执行计划 在计划实施之初，团队成员要承诺保质保量完成计划，并制定相应的计划执行考核办法，奖勤罚懒。注意考核指标要合理，考核结果要应用且不流于形式。同时，团队长作为 PDCA 循环项目负责人，还要有效促进、有效控制，以调整执行者的行为，控制事情的发展不偏离正常轨道，加强事前、事中和事后跟进。

6. 检查验证，评估效果 改善目标是否达成、改善对策实施后的结果有何改变、改善对策有无效果、每一对策是否真正有效、是否有其他效果或反效果、改善效果是否持续，改善对策是否完全得到落实均需要得到验证。结果检查的数据必须真实、准确，根据日常检查和现场评估情况，确认最终评估结果，并与目标值比较，确定是否达成目标。

7. 将成功做法标准化，加以推广 标准是改善的结果，也是下一次改善的起点。标准化在 PDCA 循环活动中占有极为重要的地位，是质量管理的根本。标准化要做流程和程序，将标准操作步骤和要求以统一的格式描述出来，用来指导和规范日常工作。对关键控制点进行细化和量化。每个基层医疗卫生机构都有若干个家庭医生团队，因此一个团队的标准作业程序可在基层医疗卫生机构间大力推广，扩大 PDCA 改善的效能。

8. 遗留问题进入下一个 PDCA 循环 观察收集没有解决的非要因问题、未纳入解决范围的问题、新对策实施后出现的新问题和内外部环境变化所产生的新问题等，纳入下一轮 PDCA 循环主题的选定范围，如是主要问题，则列为下一轮 PDCA 循环选题。长期针对一个课题开展改善活动。

三、PDCA 循环的工具

1. **分层法**　又称分类法、分组法等，是分析和整理数据的重要基础性方法，是指把所收集的数据进行合理的分类，把同一条件收集的性质相同的数据归在一起，通过数据分层把错综复杂的影响因素分析清楚，便于查找原因和规律。通常将人员、机器、材料、环境、方法、测量和时间等因素的不同，作为分层的标志。

2. **检查表**　在完成分层以后，设计好一类表格收集和整理信息。如不良事件上报表、客户满意度调查表等。检查表适用于以下范围：选择小组改善主题；小组活动现状调查；为应用排列图、直方图、控制图、散布图等工具奠定基础；为寻找解决问题的原因、对策，广泛征求意见；为检查或总结改善结果收集资料等。

3. **直方图**　直方图是频数直方图的简称，是用一系列等宽不等高的长方形来表示数据的一种图示技术，宽度表示数据范围的间隔，高度表示在给定间隔内数据的数目，变化的高度形态表示数据的分布情况。通过直方图，可以找出数据分布的形态规律，对总体的分布进行统计推断，对平均水平和均匀程度进行分析，能提示改进方向。

4. **控制图**　控制图是用于区别由异常或特殊原因所引起的波动和过程固有随机波动的一种工具，也是控制生产过程状态、保证工序加工生产质量的重要工具。应用控制图可对工序过程状态进行分析、预测、判断、监控和改进。组织使用控制图的多少，在某种程度上反映了管理现代化的水平。

5. 排列图　又称帕累托图，是为从最关键的到较次要的项目进行排序而采用的简单图示技术，它通过区分最关键的与最次要的项目，用最少的努力获得最佳的改进效果。在任何一个组织中，要解决的问题很多，但只要找到几个影响较大的要因，并加以处置及控制，即可解决问题的 80% 左右。

6. 鱼骨图　又称因果图等，它是以结果为特性、以原因为因素、其间用箭头连接起来、表示因果关系的图形。它用来分析与表达因果关系，通过识别症状、分析原因、寻找措施，促进问题的解决。鱼骨图可用于一般管理及工作改善的各个阶段，特别是分析问题的初期，易于使问题的要因明朗化，进而找到问题的解决办法。

7. 散布图　是研究成对出现的两组相关数据之间关系的图示技术。从图的形态推断两组数据之间的关系，通过确定两个因素之间的相关性，寻找问题的可能原因。

第四节
高效能家庭医生团队建设策略

一、加强人际关系

卓越的团队建设往往始于卓越的人际关系。在对团队效能的相关预测过程，人际关系的重要性要大于领导力的强弱、团队成员的工作心态等因素。根据实践经验，在最出色的家庭医生团队中，团队长都会营造出一种追求卓越的氛围，团队的每位成员则通过坚守卓越标准来支援并维系这种工作氛围。这里的人际关系是指一对一的关系，是双方都假定对方怀有积极的动机并扩展信任的关系，是一种互信互惠、忠诚合作的关系，能够让每个人在必要的时候分享信息并相互支援。

二、制定并践行规范

好的团队拥有一系列的行为规范，可明确工作中的各种规则。规范包含服务规范和日常行为规范。服务规范可通过 PDCA 循环标准化获得；日常行为规范包含：主动分享信息；如有问题，直接去问而不是暗自猜疑；有问题当面谈而不是背后议论；让自己努力达到团队高标准等。团队成员对服务规范和日常行为规范达成一致后，对于没有践行规范的成员，其他成员必须及时指出其错误；有成员违反规范时，须承担相应的后果。

三、加强沟通与交流

即使在最优秀的团队中，也会出现分歧。如果团队中的每个成员都热切关注自己的工作，偶尔就会在工作观点方面出现分歧。但是高效能团队清楚应该如何解决分歧。针对敏感问题，团队成员要相互信任，开诚布公，坦率真诚，相互给予真诚的反馈。团队要学会讨论产生分歧与冲突的原因，以及如何解决问题。家庭医生团队成员还可以相互质询，以达成较高的工作目标。

四、团队整体目标高于个人目标

团队整体目标高于个人目标，为了能够让整个团队达成最终目标，团队成员可以牺牲一些资源或个人荣誉。每个成员都应该融入整体，着眼于团队目标的更广阔视角。

五、持续学习和成长

为适应外部环境的变化，团队要持续学习和成长。团队要时时思考如何确保越来越好、如何发挥团队成员最大的优势、有哪些新见解值得思考、何时要引入新观点等问题，保持持续学习和进步的状态。

六、具备提升其他团队效能的能力

高效能的家庭医生团队能够为同一机构中的其他团队树立榜样，帮助其他团队，共同进步，以促使整个机构成为高效能的机构。

（邹思梅　龙鸣燕）

第 六 章

家庭医生团队与签约对象的关系维护

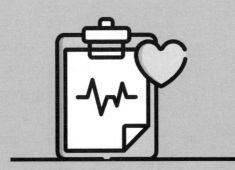

案例1：居住在某社区的A女士，2021年初与某社康中心的第一家庭医生团队免费签订了服务协议。1年过去后，家庭医生团队联系A女士续约，但被A女士婉拒，她觉得签约的1年和以前未签约相比，在看病就医或其他方面并没有什么差别。她说："当时愿意签约，是希望在生病的时候能够找到签约的医生看病，可是签约后，休息的时候总挂不到这位医生的号，即使挂到号，医生也不认识我，不知道我的情况，不会额外多给我几分钟听我讲话，虽然我有在医生所建的微信群，但是我不想将个人隐私问题发到群里去咨询"。不论家庭医生团队如何解释，A女士还是坚持不再续约。

案例2：居住在某社区的B女士，2022初与某社康中心的第二家庭医生团队免费签订了服务协议。3个月后，B女士来社康中心要求解约，问其原因，原来是她在距离某社康中心不远的另一所社康中心找到有4价HPV疫苗接种的机会，该社康中心某家庭医生团队表示，他们现有的4价HPV疫苗优先向已经签约或准备签约他们团队的居民提供。B女士当天与原社康中心第二家庭医生团队解约。

当家庭医生团队未与签约对象形成良好的关系，签约服务如未达到签约对象的预期，签约对象则对家庭医生团队的忠诚度比较低。家庭医生团队如何与签约对象进行关系维护，保持较高的忠诚度和续约率，是团队管理的重要内容。

一、家庭医生签约服务的特征

服务产品有别于制造业产品，它看不见摸不着，但是有着明确的提供方和使用方（消费方）。家庭医生签约服务和医疗卫生服务虽然都是服务，但实际内容明显不同。当病人面临疾病或疾病预防的问题，找到医生希望帮助其解决，医生开出处方或通过其他方式的治疗来解决问题。但家庭医生签约服务是为了将来面临问题时能够更好地获得医疗卫生服务，而提前建立的一种良好的人际关系，通过情感纽带的作用将家庭医生和签约对象提前"绑定"。假如信任、良好的关系顺利建立并得到长期维持，居民会感到更有安全感，忠诚度也会不断提升。因此签约服务的本质是建立关系和维护关系。

家庭医生签约服务的特征如下：

1. 签约服务是无形的，不是实物，是一个过程。居民与家庭医生签约是一种关系的开启。签约以后，家庭医生或团队为满足签约对象的健康需求提供相关服务产品，而这些产品是团队和医疗机构存在的基础。例如，为签约对象提供的咨询服务、体检服务、筛查服务、诊疗服务、护理服务、康复服务等，都属于服务产品。

2. 签约服务费用的影响。消费者通常会认为高价位的服务产品意味着优异的服务质量，因此会期盼高水准的服务。如果服务定价过低，消费者则会对服务产品的质量产生怀疑。目前家庭医生签约服务全国并无统一的定价，多数地方的签约服务向居民免费提供，由政府给予家庭医生团队发放一定数额的补贴。如果没有解释到位，签约对象很容易产生"免费没有好服务"的误解，对家庭医生没有期待，因此也就没有获得感或具体的感知。

3. 签约服务深受口碑效应的影响。口碑效应在服务产业的营销方面具有非凡的意义。服务产品无法事先试用，签约服务同样也没有试签，如果签约对象期望无法满足，短期内很难重新签。因此，签约对象在签约前会试图从其他渠道获得家庭医生或团队的信息。对家庭医生或团队感到满意的签约对象能担任"形象大使"的角色，起到宣传的作用。反之，口碑欠佳的家庭医生或团队则可能会毁掉声誉。

4. 提供签约服务的地点非常重要。所有的服务对象都希望能就近、最快地接受服务，距离近，安全感更高。居民一般会就近选择家庭医生或团队，从而确保自己有健康问题时，能够最快地获得相关健康服务。

5. 家庭医生团队是服务的核心。居民或病人对与其接触的家庭医生团队的情绪和态度极为敏感。因此，家庭医生团队成员的行为，不仅代表签约服务的质量，还代表着医疗机构的形象。热情友好的医生更容易给签约对象留下深刻的印象。在签约对象对服务质量的感知中，家庭医生和团队成员的个人素质起着关键性作用。

6. 签约服务存在有形的线索。服务产品并非完全无形，它几乎总是与实物产品一起提供。如签约服务过程中，签约诊室、签约协议、家庭医生名片等都是签约过程常见的部分实物；签约后的诊疗服务中，听诊器、检查设备、药物处方等也实际存在。它们在服务提供过程中起着关键作用。这些有形的线索与展示有助于在签约对象心目中树立医疗机构的形象，应像设计实物产品和服务产品一样，对有形的展示进行精心设计，以确保通过它来体现签约服务的质量。

7. 签约对象全程参与服务产品的"生产"过程。在签约过程中，签约对象需向家庭医生或团队成员提供所有家庭成员的健康信息，完善居民健康档案和家庭健康档案，才能完成签约。签约后接受医疗服务，也需要遵循一系列程序，签约对象须充分参与。因此，服务过程的便捷性和友好程度对于签约对象评价服务质量的好坏起着关键性的作用。如果一位慢性病病人出现在诊室，家庭医生能够叫出病人的名字，不看档案就能回忆起他的既往史、手术史或家庭史等，就可以节约很多问诊的时间，病人能较快地完成就诊过程，提高了服务效率。另外，病人在评估服务过程时，会判断服务产品仅是一种流水线式产品，还是体现人文关怀的个性化服务。在签约对象心目中，家庭医生提供量身定做的人性化服务远比服务效率重要。因此，签约后，家庭医生团队成员应该对签约对象进行认真细致的了解，记住关键信息，对可以提供的健康服务产品进行周密计划，而不是毫无准备地去签约更多的新对象。

二、影响签约对象感受的因素

1. 关键时刻　众多的服务环节可以向服务对象展示机构的真正价值，促进其形成主观感知。关键时刻既可能营造一次美好的服务体验，也可能造成一次不舒适的服务体验。每个人都会在记忆中储存大量亲身经历过的"关键时刻"。服务对象将"关键时刻"看作是关系到个人尊严的事情。服务人员不友好或无法提供帮助时，他们会感到沮丧；当服务对象感受到尊重和关怀时,是其经历的美好时刻。

每一种服务产品都可以被分解为许多重要的"关键时刻"。为了有效管理服务产品,必须确认、分析和控制家庭医生团队与签约对象之间人际互动的接触时刻,以确保愉悦的服务体验、良好的反应以及对整个机构的有效宣传。是否有能力提供个性化的服务、分析签约对象需求并且在每个"关键时刻"去满足需求,是构成各服务机构形成竞争性差异化的原因。如代表机构形象的服务人员通常位于生产链或服务链中的最后一个环节,如发药人员、收费人员、保安人员等,他们通常会是最后一位与签约对象接触的员工,在展示机构形象方面担负着重要责任。在签约对象看来,这些员工体现着机构的整个形象。所以每一个涉及"关键时刻"的员工都应进行管理和服务设计。

2. 有形展示 医患之间的服务过程不是发生在真空中,而在医疗诊疗或履行签约的物理地点。在签约或就诊服务过程中,周围环境(包括布局、周围环境、设备等)可能对医疗服务带来一些暗示,影响签约对象的感受,家庭医生团队或医疗机构对这些服务过程中的有形展示也要加强管理。

(1)布局:包括办公桌、入口和候诊区的布局,办公家具的大小和形状,明显的通道,如路标、进出标志等。如坐在诊桌后面的医务人员比与病人坐在一起的医务人员更令病人感到紧张。

(2)周围环境:如温度、湿度、光线、颜色、声音和气味等,签约对象希望机构光线柔和明亮,干净,温度适宜,而不是破旧、不舒服和过于寒冷或炎热。

(3)设备:包括空间是否有复杂的仪器设备、是否有办公家具，担架车是消毒过的还是脏的。

3. **单位形象** 单位形象对于任何机构都至关重要，因为其会显著地影响服务对象对产品和服务的认知。单位形象是通过广告、公共关系、实物形象和口碑效应以及实际的服务体验等方式在服务对象心目中逐渐树立起来的。良好的形象通常会在首次签约的居民心目中形成服务"保证"，即使没有明确的书面承诺，也能使其倍感舒适和放心，提高签约对象"忠诚度"。与此相反，如果某家庭医生团队或医疗机构的形象不良，居民难以产生良好的印象，可能不会与此团队签约，不会去此医疗机构就诊。另外，良好的单位形象还有助于吸引人才，从而有助于提高居民满意度。

4. **服务价格** 家庭医生签约服务主要提供的服务内容是健康咨询，受家庭医生团队成员的知识水平及实际技能影响，与实物产品相比，咨询服务定价难度较大。网络医疗咨询服务和门诊挂号费等服务收费标准一般是根据提供服务人员的职称来确定。目前，一个家庭医生团队（2～5人）通常要向500户约2 000名居民提供咨询服务，不同的居民需求的咨询数量不同，无法按次收费。如签约居民自行支付较高的费用，则其会对服务有较高的期望，增加咨询难度，家庭医生团队的时间与精力不易满足。

三、家庭医生团队与签约对象维护关系的方法

1. **转变观念** 家庭医生团队首先要意识到签约服务是一项服务产品，是需要得到购买方（如政府、医保部门或居民）的认可，才能持续向外输出服务，产生社会效益或经济效益。同

时也要意识到服务产品和实物产品虽然同样是产品，但是实物产品把生产、消费、营销和质量管理分开进行，而服务产品的生产和消费是同时进行。绝大多数情况下，服务产品只能进行直销，需要互动式营销和生产。这就需要家庭医生团队（服务提供方）不断提高自身水平，团结协作，提高效率，将每一次服务视为一次营销的过程。

家庭医生签约服务的吸引力取决于签约对象对人力和医学技术的依赖程度。签约服务与家庭医生团队成员的表现密切相关，成员每天的工作表现和服务水准参差不齐，这就需要管理者细致地进行人员选拔与培训，制定服务标准，对部分服务实施严格的质量控制。

2. 可靠的技术　签约对象对家庭医生的医学技术依赖程度高，这是签约服务与其他服务的差别。家庭医生团队成员必须确保并不断提高自己的专业技术能力，从而有足够的能力应对签约居民的健康咨询与诉求。签约服务的核心内容是家庭医生的诊治能力，辅助性服务是作为附加内容为其提供的次要服务项目，如免费疾病筛查、健康体检、夏病冬治或冬病夏治的中医贴敷服务、老年流感或肺炎疫苗接种服务等。如果家庭医生诊治能力低，也没有恰当的上转建议，那么团队的经营就失去意义。因此，家庭医生要把医疗安全和诊疗效果放在第一位，深入进行理论学习，积极进行内部专业交流，积累经验，确保诊疗效果。

3. 完善分工　家庭医生团队完善的内部分工会提高团队和医疗机构的竞争力。如一个团队有三名医务人员，家庭医生或团队长负责提供有诊疗效果保障的接诊服务、更新签约对象档案，对团队成员的工作进行跟进，督促其完成目标。团队成员之一负责对签约家庭进行摸底、将签约信息录入系统、统计每周或每月工作量、对接上级部门考核、对所有签约对象开展健康科普。团队成员之二可负责日常一对一的关系经营，了解签约对象的期望与需求，提供就诊的预约服务，设计、介绍辅助性服务内容并帮其预约，对个人咨询进行快速回复，评估签约对象的感知，邀请签约对象续约等。

4. 注重建立情感纽带　传统营销侧重于销售的营销，而现代营销转变为关系营销，即服务提供方与服务对象之间长期、持久关系的营销。越来越多的人认为，发展并维持这种长期的关系对于提高机构的竞争力极其重要。现代营销把维系服务对象提高到营销的首要位置，而把吸引新服务对象降为第二位。有了情感纽带的绑定，签约对象对于家庭医生团队的忠诚度会明显提高。

5. 提供个性化服务　个性化服务指不仅做一般服务"分内"的事，还要做服务对象认为"分外"的内容。市场竞争日益激烈，赢得服务对象的认可，服务一定要有内涵。个性化服务是在满足服务对象生理、安全需求的基础上，满足其爱与归属、尊重与自我实现的高层次需求。服务不仅是工作所赋予的义务，还是心与心的交流，需要用心与意愿去完成。家庭医生团队提供服务时，需要了解签约对象的性格、爱好、生活习惯、宗教信仰、民族习俗等，为其提供个性化服务。

6. 超出预期服务　家庭医生团队要了解签约对象的预期，努力创造条件为其提供超出预期的服务，提高服务满意度。如一位签约对象来就诊，取到药后说需要一杯水服药。如果家庭医生说没有水，是一次失败的服务；如果此时家庭医生能为签约对象倒一杯水，是一次成功的服务；如果在病人还没有说出要一杯水的时候，家庭医生就给其倒好了一杯温水，此时，超出了签约对象的预期。

7. 内部营销 内部营销的本质是把机构推销给员工，机构是否具备竞争优势取决于员工的态度、知识水平与能力。内部成员的业务通报、课程培训、研讨班以及会议等形式，都是强化内部营销的有效办法。内部营销确保机构各级员工都了解并参与采取以服务对象为导向的业务活动，确保全体员工具备积极主动的服务意识。

8. 主动联盟资源 单个团队或机构，难以拥有所有专业技能与资源。签约对象的病情很多时候需要专科医生才能解决，作为合格的服务提供方，应该掌握最便捷、最有希望使病人获得诊治的专科医生信息，能及时转诊。单个团队提供的服务项目也非常受限，需要与机构内其他团队主动联盟，资源共享。如某个团队主要提供疫苗接种服务，家庭医生团队可主动与该团队结成联盟，优先为签约对象提供接种服务。

9. 开展人际互动 人际互动就是人际相互作用，可能是信息、情感等心理因素的交流，也可能是行为动作的交流。家庭医生与签约对象、家庭医生团队与签约家庭就是人际互动合作形式。在签约前，双方应明确共同目标是不生病、少生病、晚生病、生病后共同对抗疾病。在如何预防疾病发生的生活方式和行为习惯方面，达成共识。

人际互动离不开有效沟通。家庭医生团队不应充当"权威的家长"，指挥签约对象做什么或不做什么，而应以平等的关系相处，多尊重签约对象的意见，学会征求性的话语，如"好吗？您看行吗？您觉得呢？"家庭医生团队应定期与签约对象联络和交流，如节日问候、健康知识科普或开展病友沙龙活动等。无论什么样的沟通交流活动，都必须事先明确目的，提高沟通效率。

10. 服务保证与服务补救　服务产品的服务保证尤其重要，家庭医生团队应该向签约对象保证，团队将提供始终如一的优质服务。服务保证一旦确立，就应该永远成为机构经营理念的一部分，并且通过宣传活动来强化。服务产品由于其特有的性质，不能在服务对象作出购买决定之前提供线索，服务对象常常不得不依赖其他人购买之后的评价对服务产品加以判断。服务保证的一个主要优点是可以为服务对象提供有效的反馈渠道，这些反馈使员工能够分析情况并采取措施满足服务对象的需求，进而提高机构不断改进工作系统的能力，使机构有机会把不满意的服务对象变为终身的忠诚服务对象。

当工作失误发生时，服务对象会从机构处理失误的方式来判断机构对服务质量的承诺是否属实。通过每一次服务失误以及补救行动，整个机构内部应吸取教训，以防止类似失误再次发生。

（吴聪丽）

第 七 章

家庭医生团队服务满意度与质量评价

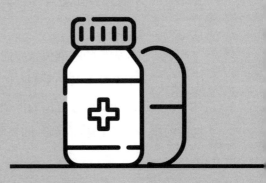

长久以来，质量一直被认为是所有机构生存的生命线。因为服务产品与实物产品完全不同的特性，服务质量很难界定，也很难控制。消费者的期望和认知影响着对服务质量的评判，即服务质量的实质是对于人类复杂体验的主观评判。服务质量研究首先要了解服务对象的期望和感知。感知大于期望，服务对象感到惊喜，满意度高，服务质量好；感知等于期望，服务对象满意；感知低于期望，服务对象则容易失落、失望，满意率不高，服务质量不好。

一、签约对象信息的重要性

任何商业活动最重要的组成部分就是顾客，所有的企业都会进行各种不同形式的研究，以期获得现有顾客和潜在顾客的需求、期望和认知的相关信息。家庭医生签约服务虽然不是商业活动，但也是有购买者、提供者和使用者的一种活动，购买者可能不是直接使用者，但购买者一定会根据使用者的需求、期望、认知和满意度等信息，在众多的提供者中选择最优质的提供者，从而提高购买资金使用的效益。家庭医生签约服务主要是由政府购买、家庭医生团队提供、居民享有的一种公共服务产品。对服务产品的质量进行评判的基础信息来自使用者——签约对象。

评判服务质量的基础信息应能回答以下问题：签约对象为什么选择（不选择）某一个家庭医生团队或机构的服务？签约对象在签约或接受服务之前的期望是什么？签约对象是如何体验签约服务的不同构成部分的？签约对象偏好的长期趋势是什么？

对机构或家庭医生团队，需要关注两个最基本的问题：签约对象对其提供的服务产品是否感到满意？签约对象是否会续签？

家庭医生团队长和机构负责人必须负责收集和分析相关信息，作出准确的判断，并向团队成员或员工通报结果。向团队成员反馈签约对象的信息是一种非常有效的工具，可以改善服务产品的可控部分（服务体系、方法和过程等）和不可控的部分（签约对象所感知的服务质量）。

二、签约对象的期望

签约对象的期望是其希望得到的服务。包括：希望和一位医生或一个团队建立长久的联系，当遇到健康问题时，能在最短时间内获得指导，或免去排队接受诊治，并且获得良好的治疗效果；希望当家人遇到健康问题时，也可获得同等待遇；希望可以优先享用稀缺的公共卫生产品，如紧缺的疫苗；希望家庭医生能够拥有更多的专家支援，如果家庭医生解决不了其健康问题，能够帮助其预约专科医生；希望当身体不适、行走不方便时，家庭医生能够上门为其服务。总之，签约对象的期望主要自来于以往经历、个人需求和口碑效应，希望家庭医生和他的团队能够成为自己和家庭的健康管家。

家庭医生团队长需要了解签约对象的期望，应该精心选择需要收集信息的目标受访者，如已经签约、续约或不续约的代表，从未签约的代表，或与其他家庭医生团队签约的代表。

三、了解签约对象期望与感知的方法

1. 个别签约对象深度访谈法　在采用个别签约对象深度访谈法的过程中，调研人员提出许多有关服务方面的问题，访谈一位签约对象的时间可能会持续半小时或者更长。由于需要消耗很多的时间和资金，因此这是最不常见的方法，但是实践证明这一方法往往最有效，因为它可以提供最相关的、最新的信息。访谈的目的就是要了解服务产品中签约对象认为最重要的和最喜欢的内容，以及签约对象对待这些内容的态度。采用个别签约对象深度访谈法的研究人员，应仔细聆听受访者的回答，从中找出有用的线索，以期发现签约对象对服务机构感受最强烈的内容。这一类访谈的有效性取决于是否能够更多地了解到签约对象对服务产品某些方面的感受需求和期望。调研人员应该具有知道需要探究哪些线索的技巧，在经过一系列访谈之后，调研人员往往会发现受访者答复的某种相似模式，当发现不再有新的信息出现，调研人员可以停止访谈。访谈数据是事实分析的结果，通常可以显示许多签约对象对家庭医生签约服务及其流程的看法有着相似之处，据此，调研人员可以列出一份签约对象所感知到的服务体验清单。

2. 重点小组座谈法　重点签约对象群体可以源源不断地提供有关签约对象期望的信息，重点小组座谈法的目的与个别签约对象深度访谈法的目的相似，讨论的技巧却有所不同。该方法是定期把一部分签约对象召集在一起座谈，了解他们对相关服务质量的看法。调研人员尽量使参加小组座谈的所有成员都积极参与，并尽量获得各种不同看法。如果一位签约对象提出了很尖锐的看法，并且得到小组其他成员较为一致的赞同，调研人员应该试图确定是否存在一些不同的看法，用于监测新推出的服务项目或改进的服务内容。对于有实力的团队或机构，不断地采用重点小组座谈法，有助于预见问题，发现一些重大问题的隐患，从而在某些隐患成为实际问题之前加以清除。这一调研方法的有效性取决于受访小组的看法在多大程度上能够准确反映签约对象群体的看法，因此应该精心选择受访对象，以确保受访小组具有与目标群体相同的特征，比如社会、经济、人口统计学因素以及签约频度等。

3. **签约对象问卷调查法** 如果需要从相当大的人群中获得签约对象感知信息，往往采用问卷调查法。个别签约对象深度访谈法和重点小组座谈法，可能无法涵盖足够多的受访者，因而难以针对签约对象群体作出准确判断。为了作出统计意义上的准确判断，需要采用更广泛的调研。个别签约对象深度访谈法、重点小组座谈法与签约对象问卷调查法也是相关的，这两种方法在确定问卷调查所提出的问题方面起到决定性作用，为针对较大签约对象群体的问卷调查提供了基础。

建立和管理调查问卷反馈机制必不可少，调查问卷应目的明确，调查内容应仅限较少量的问题。

4. **关键事件调查法** 基于关键事件进行调查的原理是，只有通过找到签约对象在签约服务的过程中出现的所有问题，才有可能持久地实现让签约对象完全满意这一目标。管理者需要了解什么是签约对象感到担忧的，在许多调查中出现的一个现象是，签约对象在调查问卷结尾处提出的其他建议往往是调查所获得的信息中最重要的一部分。调查问卷是精心设计的，并且似乎提出了所有相关的问题，但是调研人员可能会发现，最重要的信息来自"其他建议"一栏，所涉及的问题是调研人员根本未考虑到的。因此关键事件调查法的主旨是力图通过评估签约对象自述的服务质量体验，准确把握他们的想法。

关键事件调查法实质即系统地、有序地收集和分析关键事件，这一方法可以帮助管理者找出服务供应过程中存在的问题，并且重新设计服务供应系统。管理者可以在机构中设置一个区域摆放留言簿，让签约对象自由表述，以此评估签约对象在服务体验过程中的真实感受。签约对象留言中的情感流露，可以用于补充定量数据收集方法之外的其他重要信息。

5. "神秘"签约对象调查法 派遣"神秘"签约对象是一种检验服务标准的方式，其重点是评估家庭团队成员根据已确定的标准提供服务的能力。为了保持水平一致的服务质量，定期检查服务水准，任何团队和机构都必不可少。服务质量的差异可能由一系列原因造成，如系统缺陷、流程缺陷、员工能力不足、员工不努力等。"神秘"签约对象调查法的作用就是监控具体的质量标准得到实际遵守的程度。

为了保证效果，"神秘"签约对象调查法必须独立进行、客观公正、始终如一。调研人员必须充分了解家庭医生签约服务的工作任务和工作程序，并且掌握行之有效的观察技巧，以便能区分非常细微的差异。"神秘"签约对象调查法所获得的数据是定性的，必须由熟悉这一方法的调研人员进行，且必须经过精心设计以确定具有主观性的定性数据的可靠性。

6. 投诉分析法 许多机构并未针对服务对象的态度进行正式调研，完全依据服务对象的投诉了解情况。积极和正确处理服务对象投诉的机构都获益匪浅，机构应该鼓励和促进服务对象的投诉，并采取相应的措施，而不是压制、忽视或随意处置任何投诉。注意：如果服务提供方希望了解服务对象，仅关注投诉是不够的，因为投诉所提供的信息只是有关服务对象所体验到的问题，而不是他们的期望，必须建立一种可以收集和分析有关服务对象期望和投诉的系统，以便作出相应调整，减少或者避免以后出现类似的问题。

服务对象期望有权每一次都能获得优质服务，机构若要实现这一目标，就必须实施迅速有效的投诉处理。但是投诉所提供的信息本身还不足以用来准确评估服务对象所遇到的问题。大多数的服务对象并没有采取投诉的方式，他们只是感到不满意并且向其他人诉说，他们可能认为投诉不会产生什么效果，或者他们不愿意引起纠纷，但会转向其他机构寻求服务。因此，机构必须积极地找出服务对象的不满之处，防止"无声投诉"，从而提高服务对象的总体满意度和续约率。

四、签约服务质量评价

签约服务并不存在易于检测和客观衡量的"生产流水线"，衡量签约对象满意度是签约服务评估服务质量最好的方法。因多数团队签约人数可达2 000人，很难对所有签约对象进行调查，也无法对所有细节进行询问，通常只能开展"满意还是不满意"的一句话电话询问或简易的网络调查。但条件充足时，可基于服务质量相关理论，采用以下方法进行质量评价。

1. 评价理论基础

（1）顾客感知服务质量模型：格朗鲁斯确认服务质量的两

个维度，即技术质量（提供了什么）和功能质量（如何提供的）。他界定了服务质量的基本组成要素，其实就从本质上将无形服务的质量与有形产品的质量真正区分开来。他认为：顾客的总感知服务质量是顾客期望的服务质量与顾客感知的服务质量之间的比较结果。其中，营销沟通、形象、口碑和顾客需要等因素会影响顾客期望的服务质量，而服务的技术质量和服务的功能质量会通过组织形象直接影响到顾客感知的服务质量。

（2）服务质量差距模型：帕拉苏拉曼、扎特哈姆尔和贝里（简称 PZB）对顾客感知服务质量做了进一步研究，指出顾客感知服务质量可以通过顾客所感受到的服务质量水平与顾客所期望的服务质量水平之间的差距来反映，并在此基础上开发设计了服务质量差距模型。通过服务质量差距模型可知，顾客对服务的期望主要由组织的口碑传播、顾客的过去经验和个人需求构成。如果顾客实际感知的服务达不到他们心里期望的服务，那就造成了服务失败，而造成这种失败的原因最可能来自5 种差距：管理者在认识上的差距、组织服务质量标准的差距、服务交易的差距、服务沟通的差距、感知服务质量的差距。实际上，服务质量差距模型主要用来分析组织的服务质量具体形成过程。通过该模型，组织的管理人员可以分析服务质量到底在哪些地方出现了问题，并探究问题的起源，从而采取有针对性的措施来弥合这种顾客感知差距，进而提高服务质量。

结合家庭医生团队和所在的基层医疗卫生机构的实际服务内容，可搭建家庭医生服务质量差距模型。如果签约对象对家庭医生服务质量不认可，则问题的原因最可能有 5 方面：①团队对签约对象的期望不够了解；②团队或所在机构的服务设计和服务标准不够正确，不符合签约对象的预期；③团队的服务标准在执行过程中未能达到预期效果；④团队实际提供的服务与其对外传播的服务效果不相符；⑤签约对象对团队服务的期望与签约对象接受该团队服务后的感知存在差距。家庭医生团队在服务质量改进中应制定合适的策略去弥合这些差距。

（3）SERVQUAL 模型：SERVQUAL 模型是由 PZB 在服务质量差距模型的基础之上提出来的。SERVQUAL 模型本质上是一种衡量顾客感知服务质量的模型，目前被公认为从顾客角度测评服务质量的模型中最典型的一种方法。包含 5 个方面：

①核心理念：该模型是对服务质量的主要组成要素进行综合评价，包括有形性、可靠性、响应性、保证性和移情性。②测评原理：通过计算顾客对服务的感知与顾客对服务的期望之间的差异函数值来反映组织的服务质量水平。③测评形式：一般采用问卷调查的方式来实现。④测评程序：首先测量顾客对服务的期望（ES），其次测量顾客对服务的感知（PS），最后将 PS 与 ES 作差，进而计算出顾客感知差距。⑤测评结果分析：如果 PS > ES，即函数值为正，说明顾客感到服务质量较好，是一种惊喜质量；如果 PS = ES，即函数值趋近于零，说明顾客感到服务质量尚可，是一种满意质量；如果 PS < ES，即函数值为负，说明顾客感到服务质量低下，是一种不能接受的质量。因此，应用该模型测评顾客感知服务质量，可以帮助组织了解顾客视角下的服务质量，并查找出自身服务质量的薄弱环节，分

析出背后的形成原因，并以此为依据实施相应改进。

2. 评价指标体系　很多学者将 SERVQUAL 量表应用于测评医院服务质量或医疗保健服务质量，以 SERVQUAL 量表为工具来测评医疗卫生服务质量不仅有较强的理论基础，还有一定的实践基础，可以科学地、客观地、全面地反映医疗卫生服务质量水平。

SERVQUAL 量表是一个测评服务质量基本要素（有形性、可靠性、响应性、保证性和移情性）具体表现的量表，基于 SERVQUAL 量表构建家庭医生服务质量测评指标体系，同时对家庭医生服务质量 5 个维度的拟测评内容进行深入分析、系统梳理。具体如下：

（1）有形性维度：主要测评的是家庭医生服务的有形部分，即签约对象接受就诊和其他服务体验的"物质基础"，体现的是客观因素。可以通过 4 个方面来反映。①医疗设备：医疗设备是疾病诊断正确的重要辅助工具，是治疗效果的重要支撑；②就医环境：就医环境是签约对象最直接的视觉感受，舒适、便利和干净的就医环境可以使服务对象心情愉悦，有助于疾病康复；③家庭医生团队成员穿戴和形象：家庭医生团队和其他医务人员穿戴整洁，形象良好，符合职业特征，体现了医务人员的职业化、规范化，可以带给签约对象一种安心的感觉；④就医指引标志：就医指引标志是方便签约对象更快更好地辨识区域、完成服务流程的重要工具。

（2）可靠性维度：服务质量可靠性维度主要测评的是家庭医生团队是否具有以相同的方式、无差错地、准时地完成各项服务的能力。具体来说，可以通过 5 个方面反映。①家庭医生预约情况：家庭医生预约情况直接关系到签约对象患病时能否快速预约并就诊，以及由谁来接诊和看护的问题，反映的是工作纪律，为医疗服务提供了人员保障。②医疗服务可靠性：医疗服务是否可靠直接关系到病人的治疗效果甚至生命安全，也是最容易引发医疗纠纷的因素。③家庭医生团队和所在机构提供的诊疗结果：主要包括检查、检验、诊断和治疗结果，它们的正确性、精确性直接关系到病人的切实利益和机构的品牌塑造。④家庭医生团队和所在机构按时完成承诺服务的情况：是否能够按时完成向签约对象承诺的服务会直接影响签约对象的情绪波动，体现了医疗服务的及时性和医务人员的工作态度及效率。⑤文书或报告单的交付情况：家庭医生团队和所在机构承诺的文件或报告单的交付速度和质量都与签约对象的利益密切相关。

（3）响应性维度：服务质量响应性维度主要测评的是家庭医生团队主动服务签约对象，以及当出现服务失败时迅速解决问题的表现。具体可以通过 4 个方面反映。①收到咨询请求时家庭医生团队反应的时间：签约对象提出咨询时，总是希望能够快速地得到答复或指导。②家庭医生团队满足签约对象需求的及时性：签约对象在就诊过程中需求不能及时满足，特别是出现某些急性症状或发生突发情况，或是迫切需要帮助时，团队若不能快速反应、及时处理，将给签约对象的心理和生理上造成极大的伤害。③家庭医生团队帮助签约对象解决问题的意愿：签约对象希望家庭医生或其他成员愿意帮助解决问题，发自内心地提供解决方案。④家庭医生团队为签约对象提供帮助的响应程度：签约对象总是希望家庭医生团队足够重视向其提供的服务，即使很忙也能及时给其提供帮助，将其需求放在工作的首要位置。

（4）保证性维度：服务质量保证性主要测评的是家庭医生团队在服务全过程中表现出的自信、知识、礼节和能力，重点是服务的专业水平。具体可以通过4个方面反映。①可信赖程度：签约对象信赖家庭医生团队是其对家庭医生团队完成医疗服务的能力的心理反馈，是建立医患信任的最大保证，更是诊疗效果的有力保证。②在就诊过程中感到放心的程度：签约对象在机构就诊的过程中感到放心，体现了家庭医生团队关注签约对象最关心的问题，有利于稳定签约对象就诊过程中的情绪，有利于签约对象病情恢复。③家庭医生团队的文明礼仪：家庭医生团队的文明礼仪体现了职业素养，能拉近与签约对象的距离，有助于建立良好的医患关系。家庭医生团队对待病人时的态度、表情、举止等看似与治疗无关的细节越来越被签约对象所看重。④家庭医生团队的专业知识：丰富的专业知识不仅是医疗服务有效性、安全性的客观要求，也是健康教育和健康引导的理论支撑，更是提高服务满意度和就诊忠诚度的关键因素。

（5）移情性维度：服务质量移情性主要测评的是家庭医生团队是否能够设身处地为签约对象着想和给予特殊的关注，它是实现服务魅力质量的客观要求，体现的是服务质量的艺术性。具体可以通过5个方面来反映。①家庭医生团队对签约对象的关注情况：家庭医生团队应该关注并亲近签约对象。②家庭医生团队向签约对象提供个性化关怀：签约对象有不同的个人实际情况，家庭医生团队应予以心理、精神上的个性化关注。③家庭医生团队对签约对象需求的了解：家庭医生团队应努力了解签约对象，对签约对象的需求保持敏感。④家庭医生团队考虑签约对象利益的程度：在提供诊疗服务或其他服务的过程中应优先考虑签约对象的利益，进而提升签约对象对机构价值的认同感。⑤工作时间合理性：家庭医生团队的工作时间应适用于所有签约对象。

根据以上维度，采用利克特量表法制作成调查问卷，进而开展调查与质量评价。利克特量表法是一种评分加总式量表，简化了态度分级方法，构造比较简单，具有操作性强、效度和信度高及分析性强的特点。调查问卷可采用五级利克特量表法，将服务期望的标度设置为非常高、比较高、一般、较低、非常低，分别赋值为 5、4、3、2、1 分（表 7-1）；将服务感知的标度设置为非常满意、比较满意、一般满意、比较不满意、非常不满意，分别赋值为 5、4、3、2、1 分（表 7-2）。最后将期望与感知进行一一比较，获得质量评价或满意度结果。

表 7-1 家庭医生服务期望调查

维度	编号	组成题项	你的期望程度(请勾选)				
			非常低	较低	一般	比较高	非常高
有形性	1	家庭医生所在机构应该有现代和先进的设备设施	1	2	3	4	5
	2	家庭医生所在机构的就医环境应该干净和舒适	1	2	3	4	5
	3	家庭医生团队成员应该穿戴整洁、形象良好	1	2	3	4	5
	4	家庭医生所在机构的就医指引标志应该显眼易懂	1	2	3	4	5
可靠性	5	家庭医生服务应该提供快捷的预约方式	1	2	3	4	5
	6	家庭医生应该提供可靠的医疗服务	1	2	3	4	5
	7	家庭医生团队应该提供明确、满意的诊疗结果	1	2	3	4	5
	8	家庭医生团队应该能按时完成承诺的服务	1	2	3	4	5
	9	家庭医生团队应该按时交付准确的报告单	1	2	3	4	5
响应性	10	手机或微信咨询时家庭医生团队应快速反应	1	2	3	4	5
	11	家庭医生团队应该及时满足签约对象的需求	1	2	3	4	5

维度	编号	组成题项	你的期望程度(请勾选)				
			非常低	较低	一般	比较高	非常高
响应性	12	家庭医生团队应该总愿意帮助签约对象解决问题	1	2	3	4	5
	13	家庭医生团队即使很忙也应及时提供帮助	1	2	3	4	5
保证性	14	家庭医生应该是值得信赖的	1	2	3	4	5
	15	签约对象在就诊的过程中应该感到放心	1	2	3	4	5
	16	家庭医生对待签约对象时应该做到文明礼貌	1	2	3	4	5
	17	家庭医生团队应该具有丰富的专业知识	1	2	3	4	5
移情性	18	家庭医生应该关注到每位签约对象	1	2	3	4	5
	19	家庭医生应该给予签约对象个性化的关怀	1	2	3	4	5
	20	家庭医生应该了解签约对象的需求	1	2	3	4	5
	21	家庭医生应该优先考虑签约对象的利益	1	2	3	4	5
	22	家庭医生的工作时间对所有签约对象应该都是适宜的	1	2	3	4	5

表 7-2　家庭医生服务感知调查

维度	编号	组成题项	你的感知程度（请勾选）				
			非常不满意	比较不满意	一般	比较满意	非常满意
有形性	1	家庭医生所在机构有现代和先进的设备设施	1	2	3	4	5
	2	家庭医生所在机构的就医环境干净和舒适	1	2	3	4	5
	3	家庭医生团队成员穿戴整洁、形象良好	1	2	3	4	5
	4	家庭医生所在机构的就医指引标志显眼易懂	1	2	3	4	5
可靠性	5	家庭医生服务提供了快捷的预约方式	1	2	3	4	5
	6	家庭医生提供了可靠的医疗服务	1	2	3	4	5
	7	家庭医生团队提供了明确、满意的诊疗结果	1	2	3	4	5
	8	家庭医生团队能按时完成承诺的服务	1	2	3	4	5
	9	家庭医生团队能按时交付准确的报告单	1	2	3	4	5
响应性	10	手机或微信咨询时家庭医生团队快速反应	1	2	3	4	5
	11	家庭医生团队满足了签约对象的需求	1	2	3	4	5

维度	编号	组成题项	你的感知程度（请勾选）				
			非常不满意	比较不满意	一般	比较满意	非常满意
响应性	12	家庭医生团队总愿意帮助签约对象解决问题	1	2	3	4	5
	13	家庭医生团队即使很忙也及时提供帮助	1	2	3	4	5
保证性	14	家庭医生是值得信赖的	1	2	3	4	5
	15	签约对象在就诊的过程中感到放心	1	2	3	4	5
	16	家庭医生对待签约对象时做到文明礼貌	1	2	3	4	5
	17	家庭医生团队具有丰富的专业知识	1	2	3	4	5
移情性	18	家庭医生关注到了每位签约对象	1	2	3	4	5
	19	家庭医生给予了签约对象个性化的关怀	1	2	3	4	5
	20	家庭医生了解了签约对象的需求	1	2	3	4	5
	21	家庭医生优先考虑了签约对象的利益	1	2	3	4	5
	22	家庭医生的工作时间对所有签约对象应该都是适宜的	1	2	3	4	5

（陈笑辉　高敏）

第八章

家庭医生团队服务卫生经济学分析

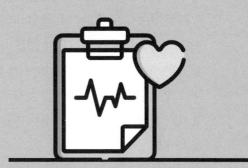

　　家庭医生签约服务是在特殊的经济社会背景下，应政府倡导所发展起来的一种医疗卫生服务形式。虽然部分城市由政府或医疗保险机构考核后，可向签约机构发放绩效补贴，但国内比较常见的是基层医疗卫生机构免费提供签约服务。少有签约居民愿意自行支付签约费用，在医疗机构收费项目中也不存在签约费。因此，居民自费签约或稳定的政府或医疗保险付费一直未得到实现。服务团队在日常的工作之外，额外再提供家庭医生签约服务，并不能直接为机构、团队或个人带来明显的经济效益，普遍存在动力不足的情况。但是很多卓越的团队，也在免费签约服务中，发现其对全科诊疗和公共卫生服务的积极影响，在通过开展成本效益分析后，也依然保持着主动签约的热情。

一、家庭医生团队服务成本

　　1. 家庭医生团队的成本　　家庭医生团队是在基层医疗卫生机构中形成，团队成员在开展全科诊疗、公共卫生服务的前提下，同时提供家庭医生签约服务。对家庭医生团队的成本进行分析，将团队的工作内容进行分解后发现，只有签约过程和日常咨询服务是免费的，其他具体的服务均是收费或有稳定补偿来源的。预约上级家庭医生团队专家并转诊是建立在全科诊疗服务的基础上的，开展重点人群体检有基本公共卫生经费支持，建立家庭病床上门巡诊也有明确的巡诊收费项目，因此本节只对签约过程和日常咨询服务这两项无直接收入的项目进行成本分析。

　　签约过程一般花费 10～20 分钟。一个 6 口之家一年一般发生 3 ~ 5 次的日常咨询，每次需花费 5 分钟。极少数采用纸质签约，因此印刷签约协议的费用可忽略不计。那么，实质上耗费的成本主要是团队的人力成本。一个团队按照一年的服务期限，实际提供给一个家庭的时间在 45 ~ 60 分钟。人力成本涉及的是基本工资、津贴、奖金、社保和其他费用。如果签约按最大限度 2 000 人（约 500 户）计算，一个团队需要花费 62.5 个工作日的时间来提供签约和咨询服务。如果一个标准人力成本是 2 万元 / 月，那么一个团队每年签约 500 户家庭 2 000 名居民需额外产生约 6 万元的人员支出，每位签约居民每年的签约费用或签约补助要达到 30 元以上，才可与成本持平。

2. 家庭医生服务的成本控制　从成本计算过程可获知，降低人力成本、减少人员支出是家庭医生团队与基层医疗卫生机构控制成本的主要途径。可采取以下几点措施：

（1）团队成员的调整：根据签约居民咨询内容来看，多数不涉及非常专业的医学知识，且签约过程也不需要高技术含量，只要熟练即可。因此成员可适当向低年资、低职称的非医师等助理人员倾斜，降低人力成本。

（2）节省签约对象的管理时间：可建立企业微信号，既可保护签约对象隐私，又能不受人群限制，还能分类转发健康科普信息，节约签约对象的管理时间。此外，团队成员可实施值班制，成员在本人值班时间内处理好各类咨询；常见咨询问题的回复还可保存模板，遇到再次咨询时即刻转发；确有不能解决的问题，再转到团队长解决。

（3）签约数量规模化：当签约数量形成一定规模后，众多咨询问题可能具有相似性，并不会占用更多的额外时间。鼓励团队在政策允许的范围内尽量多签约。

（4）主动开展群体科普：积极转发各级卫生健康部门、疾病预防控制部门和健康教育部门等制作的健康科普材料。团队主动开展群体科普，能够减少被动咨询，节约时间。

（5）促进签约对象的获得感：团队增强对签约对象的熟悉度，给予其亲人般的关心，能够让签约对象有更好的获得感和满意度，为政府、医疗保险、居民共同负担签约费用打下基础。

二、家庭医生团队服务效果和效益

1. 家庭医生团队服务效果　效果主要是指卫生服务产出的结果。一般会强调一些有用的结果，如某一种病采取措施治疗之后的好转率、出院率、治愈率等，主要强调的是卫生服务的产出的结果。

家庭医生团队服务作为一种新型的卫生服务形式，备受政府推崇，有明显的内外部效果。如基层医疗卫生机构或服务团队与签约居民建立联系后，团队将紧紧围绕目标任务向居民提供预约式的公共卫生服务，在接受咨询的同时预约全科诊疗服务，避免了基层医疗卫生机构业务开展忙闲不均和居民扎堆接受服务的情况。对于基层医疗卫生机构，资源得到更加充分的利用；对于转诊才可提供服务的上级家庭医生团队，也有更多的时间和精力处理疑难杂症、提升科研水平。此外，居民签约率也是反映服务效果的一个指标，服务好，取得签约居民的信任度高，签约率高；签约居民续约率高低更能说明团队与居民关系牢固与否；签约居民就诊率间接地反映了全科医生的诊疗能力；人均工作量越高，或签约率、续约率、就诊率越高，代表团队的服务效果越好；以上指标均可进行周、月、季、年的评估，动态反馈团队的劳动成果。

2. **家庭医生团队服务效益** 效益强调的是用货币衡量的效果，如好转率、治愈率用货币把它反映出来，就变成一种效益。效益分为直接效益和间接效益。以签约居民年度发生医疗费用为例，签约后一年内所节省的医疗费用就是团队为其创造的直接效益。以长期卧床居民建立家庭病床为例，家属省去陪伴病人住院的时间所创造的工作收益，是家庭医生团队为其创造的间接效益。

三、家庭病床服务补偿机制

只有合理制定家庭医生服务项目的价格，并理顺补偿机制，才能实现供给与需求平衡，使家庭医生成为符合医学发展规律的医疗服务形式，得到可持续发展。笔者所在家庭医生团队在开展家庭病床服务过程中，对此项服务进行了成本效益分析与补偿机制研究，为深圳市物价部门修改巡诊费收费标准提供了依据。具体内容如下：

1. **研究方法** 经过检索获得 28 篇医疗服务项目成本核算的文献。对文献展开内容分析，提取有关上门医疗服务项目的研究成本核算内容。采用问卷调查与焦点观察获取家庭医生服务的情况。

采用随机整群抽样法，抽取 3 家社康中心的所有上门医务人员进行问卷调查，获得上门服务的基本情况。对以上问卷调查对象，再采用焦点观察方法，选其 5 次上门服务过程进行全程观察，获取所需资料。共获 16 份有效问卷，共计观察 80 人次上门服务过程。

家庭医生开展上门服务与其在医疗机构内所提供服务的区别仅限于是否"上门"这一流程。根据深圳市医疗服务价格制度文件，具体的诊疗项目均有明确的收费价格，上门并未增加或减少医疗材料、药品、设备使用、废弃物处理等成本，因而研究只将上门这一流程中所耗费的人力、交通两块成本分别纳为人力成本核算模块、交通成本核算模块，而不计其他。

人力成本核算模块核算内容包括岗位工资、薪级工资、绩效工资、岗位津贴、公积金、养老金、医疗保险金、失业金及福利费等，所需数据来自社区卫生服务中心现有基础资料。单位时间人力成本 = 月平均工资 / 月平均工时 =（全年工资 /12 个月）/（（365 － 轮休日 － 病假日）/12），服务项目标准人力成本 = 单位时间人力成本 × 平均每单位服务参加人员数 × 平均每单位服务时间。

交通成本核算模块内容包括交通工具折旧费和燃料费，其中燃料费数据来自上门服务的焦点观察。服务项目标准交通成本 = 次均燃料费 + 次均折旧费。

2. 研究结果

标准人力成本：向社康中心的人事部门获得所有社康中心上门服务的在编与非在编的医师、护士、康复师的工资收入、休假数据，根据深圳市社区医务人员在编与非在编总人员比例（13 ∶ 7），计算出不同职称的医务人员每人每分钟的工作成本，医师平均为 1.683 元 /min，护士 1.497 元 /min，康复师 1.574 元 /min。再依据各项上门服务平均所需的参加人数和服务时间，计算出每项服务所耗费的标准人力成本。

标准交通成本：在深圳电动车使用只限于某些道路，因而在去往步行难以到达的病人家中，或在天气不佳的情况下，医务人员选择使用汽车作为上门服务的交通工具。使用汽车除折旧费外，还耗费一定的燃料费。根据交通工具折旧计算方法和焦点观察记录结果（两种交通工具使用比例约 1 ：1），分别测算出不同路程的标准交通成本。

3. **研究结论**　标准人力成本与标准交通成本之和构成上门服务的标准成本。而针对家庭医生式服务，深圳可收费的项目仅巡诊费一项，标准为 17 元 / 人次，不分岗位，不论路程。测算结果显示：任何一项上门服务项目的标准成本均高于收费价格。依据不同的路程、职称分级，以及经济学成本中成本回收率 115% 的标准，针对不同服务项目分别提出建议定价。建议提交卫生行政和物价部门后，巡诊费收费标准改为了 77 元 / 人次。

综合考虑老龄化所带来的社会问题，如家庭床位常年紧张、老年慢性病病人住院困难、政府经济承受能力等，政府在现阶段积极丰富社区健康服务内容，鼓励开展家庭医生服务。目前亟须厘清个人与医疗保险付费为主、政府补充为辅的补偿途径与机制。其中，针对优先要解决的长期卧床、行动不便的老年病人就医问题，可适当降低个人自付比例，提高医疗保险支付比例，政府适当提供家庭医生津贴或补助，或进一步探索按病种、按人头支付方式，以控制医疗成本和降低费用。而对非特殊或重点人群的一般医疗需求，则通过提高个人自付比例、降低医疗保险支付比例，或完善商业保险补偿制度，由市场自动调节供需。

（谢志兰）

第 九 章

家庭医生团队绩效管理

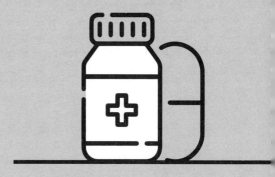

绩效是一种管理学概念，指成绩与成效的综合，是一定时期内的工作行为、方式、结果及其产生的客观影响，是组织、团队或个人，在一定的资源、条件和环境下完成任务的出色程度，是对目标实现程度及达成效率的衡量与反馈。

一、绩效管理的相关概念

1. 绩效

（1）含义：在组织中，绩效通常用于评定员工工作完成情况、职责履行程度和成长情况等。绩效是组织中个人（群体）特定时间内的可描述的工作行为和可衡量的工作结果，以及组织结合个人（群体）在过去工作中的素质和能力，指导其改进完善，从而预计个人（群体）在未来特定时间内所能取得的工作成效的总和。

（2）分类：从管理学的角度，绩效包括个人绩效和组织绩效。组织要有组织的目标，个人要有个人的目标和职责要求。目标管理能保证组织向着希望的方向前进，实现目标或者超额完成目标可以给予奖励，比如奖金、效益工资等，职责要求就是对员工日常工作的要求。

从字面意思分析，绩效是绩与效的组合。效就是效率、效果、态度、品行、行为、方法、方式。效是一种行为，体现的是组织的管理成熟度目标，主要包括纪律和品行两方面。纪律包括组织的规章制度、规范等，纪律严明的员工可以得到荣誉和肯定，如表彰、发奖状等；品行指个人的行为，"小用看业绩，大用看品行"，只有业绩突出且品行优秀的人员才能够得到晋升和重用。

（3）对象：绩效管理是所有人力资源管理和组织管理中的难点，它在实际操作过程中很复杂。绩效管理的对象是人，人和机器最大的区别是，人有思想、有情绪，会产生业绩的波动。

（4）绩效考核

1）绩效考核的作用。

①达成目标：绩效考核本质上是一种过程管理，而不是仅仅对结果的考核。它是将中长期的目标分解成年度、季度、月度指标，不断督促员工实现、完成的过程，有效的绩效考核能帮助组织达成目标。②挖掘问题：绩效考核是一个不断制定计划、执行、改正的 PDCA 循环过程，整个绩效管理包括绩效目标设定、绩效要求达成、绩效实施修正、绩效面谈、绩效改进、再制定目标的循环，是一个不断的发现问题、改进问题的过程。③分配利益：与利益不挂钩的考核无意义，员工的工资一般都会为固定工资和绩效工资。绩效工资的分配与员工的绩效考核得分息息相关。④促进成长：绩效考核的最终目的并不是单纯地进行利益分配，而是促进组织与员工的共同成长。通过考核发现问题、改进问题，找到差距进行提升，最后达到双赢。

2）绩效考核标准：从不同的角度可有不同的分类方法。

①按评价手段，可把评价标准分为定量标准和定性标准。定量标准，即用数量作为标度的标准，如工作能力和工作成果一般用分数作为标度。定性标准，即用评语或字符作为标度的标准，如对员工性格的描述。

②按评价的尺度，可将评价标准分为类别标准、等级标

准、等距标准、比值标准和隶属度标准。

类别标准：是用类别尺度作为标度的标准，它实质上同定性标准中的数字符号为标度的标准相同。

等级标准：是用等级尺度作为标度的标准。

等距标准：是用等距尺度作为标度的标准。与等级标准不同的是，用等距标准测得的分数可以相加，而等级标准测得的分数不能相加。

比值标准：是用比值作为标度的标准。这类标准所指的对象通常是工作的数量与质量、出勤率等。

隶属度标准：是用模糊数学中隶属系数作为标度的标准。这类标准基本上适用于所有评价内容，能回答经典标度无法解决的问题。因而被广泛使用。

③按评价标准的形态分类，可分为静态标准与动态标准。

静态标准：主要包括分段式标准、评语式标准、量表式标准、对比式标准和隶属度标准等五种形式。a. 分段式标准：是将每个要素（评价因子）分为若干个等级，然后将指派给各个要素的分数赋予权重，划分为相应的等级，再将每个等级的分值分成若干个小档（幅度）。b. 评语式标准：是运用文字描述每个要素的不同等级，这是运用最广泛的一种。c. 量表式标准：是利用刻度量表的形式，直观地划分等级，在评价了每个要素之后，就可以在量表上形成一条曲线。d. 对比式标准：就是将各个要素的最好的一端与最差的一端作为两级，中间分为若干个等级。e. 隶属度标准：就是以隶属函数为标度的标准，它一般通过相当于某一等级的"多大程度"来评定。

动态标准：主要有行为特征标准、目标管理标准、情景评价标准和工作模拟标准。a. 行为特征标准：就是通过观察分析，选择一例关键行为作为评价的标准。b. 目标管理标准：是以目标管理为基础的评价标准，目标管理是一种以绩效为目标、以开发能力为重点的评价方法，目标管理评价准则是把它们具体化和规范化。c. 情景评价标准：是对领导人员进行评价的标准。它是从领导者与被领导者和环境的相互关系出发来设计问卷调查表，由下级对上级进行评价，然后按一定的标准转化为分数。d. 工作模拟标准：是通过操作表演、文字处理和角色扮演等工作模拟，将测试行为同标准行为进行比较，从中作出评定。

④按标准的属性，分为绝对标准、相对标准和客观标准。

绝对标准：就是建立员工工作的行为特质标准，然后将达到该项标准列入评估范围内，而不在员工相互间作比较。绝对标准的评估重点，在于以固定标准衡量全科医生，而不是与其他全科医生的表现作比较。

相对标准：就是将全科医生间的绩效表现相互比较，也就是以相互比较来评定个人工作的好坏。

客观标准：就是评估者在判断家庭医生所具有的特质，以及其执行工作的绩效时，对每项特质或绩效表现，在评定量表上每一点的相对基准上予以定位，以帮助评估者作评价。

（5）影响因素：绩效的主要影响因素有家庭医生技能、外部环境、内部条件以及激励效应。

家庭医生技能是指家庭医生具备的核心能力，是内在的因素，经过培训和开发是可以提高的。外部环境是指组织和个人面临的不为组织所左右的因素，是客观因素，完全不能控制。内部条件是指组织和个人开展工作所需的各种资源，也是客观因素，在一定程度上能改变内部条件的制约。激励效应是指组织和个人为达成目标而工作的主动性、积极性，激励效应是主观因素。

在影响绩效的四个因素中，只有激励效应是最具有主动性、能动性的因素，人的主动性、积极性提高了，家庭医生会尽力争取内部资源的支持，同时家庭医生技能水平将会逐渐得到提高。因此绩效管理就是通过适当的激励机制激发人的主动性、积极性。

（6）关键因素

主要有以下五个方面：①工作者本身的态度、工作技能、知识、智商、情商等；②工作本身的目标、计划、资源需求、过程控制等；③包括流程、协调、组织内部的工作方法；④工作环境，包括文化氛围、自然环境以及工作环境；⑤管理机制，包括计划、组织、指挥、监督、控制、激励、反馈等。其中每一个具体因素和细节都可能对绩效产生很大的影响，控制了这些因素即控制了绩效，管理者的管理目标实质上也就是影响绩效的因素。

绩效评估的内容是结果的好坏，绩效管理需要探求产生结果的原因，逆向追踪绩效因素。根据对结果的影响作用，不同的因素有不同的影响力。当其他因素都很稳定时，管理者需要关注于某一个特定的因素，因为这个因素的变化会对绩效产生直接的重大影响。哪些因素容易变化，对绩效的影响作用大，管理者就需要关注和考核哪些因素。但要注意的是，过分注重绩效会使家庭医生也只关注绩效而不关注其他内容，医疗机构短期内会得到较大效益，但不利于可持续发展。

2. 绩效管理

（1）绩效管理的含义：绩效管理是指各级管理者为了达到组织目标，共同参与的绩效计划制定、绩效辅导沟通、绩效考核评价、绩效结果应用的持续循环过程，绩效管理的目的是持续提升个人、部门和组织的绩效。

绩效管理强调组织目标和个人目标的一致性，强调组织和个人同步成长，形成"多赢"局面；绩效管理体现着"以人为本"的思想，在绩效管理的各个环节中都需要管理者和成员的共同参与。绩效管理的过程通常被看作一个循环，分为即绩效计划、绩效辅导、绩效考核与绩效反馈四个环节。

绩效计划制定是绩效管理的基础环节。绩效辅导是绩效管理的重要环节。有效的绩效辅导主要有三种方式：上级对下级的日常指导、定期的绩效会议制度、绩效指导与反馈表单。绩效考核是绩效管理的核心环节，这个环节工作出现问题会给绩效管理带来严重的负面影响。绩效反馈是绩效管理取得成效的关键。如果对家庭医生的激励与约束机制存在问题，绩效管理不可能取得成效。

按管理主体来划分，绩效管理可分为两大类：一类是激励型绩效管理，侧重于激发全科医生的工作积极性，比较适用于成长期的机构；另一类是管控型绩效管理，侧重于规范全科医生的工作行为，比较适用于成熟期的机构。但无论采用哪一种考核方式，其核心都应有利于提升机构的整体绩效。

（2）绩效管理的影响因素

1）管理机制：绩效管理发挥效果的机制是，对组织或个人设定合理目标，建立有效的激励约束机制，使家庭医生向着组织期望的方向努力从而提高个人和组织绩效；通过定期有效的绩效评估，肯定成绩、指出不足，对组织目标达成有贡献的行为和结果进行奖励，对不符合组织发展目标的行为和结果进行一定的约束；通过这样的激励机制促使家庭医生自我开发、提高能力素质，改进工作方法，从而达到更高的个人和组织绩效水平。

从绩效管理循环模型中可以看出，绩效管理获得良性循环，以下四个方面是非常重要的环节，即目标管理、绩效考核、激励机制、评估。目标管理的核心问题是保证组织目标、部门目标以及个人目标的一致性，保证个人绩效和组织绩效得到同步提升，这是绩效计划制定环节需要解决的主要问题。绩效考核是绩效管理模型发挥效用的关键，只有建立公平公正的评估系统，对家庭医生和团队的绩效作出准确的衡量，才能对业绩优异者进行奖励，对绩效低下者进行鞭策。如果没有绩效评估系统或者绩效评估结果不准确，将导致激励对象错位，整个激励系统就不可能发挥作用。

2）激励机制：在绩效管理模型中，激励效应起着非常重要的作用，激励效应取决于目标效价和期望值的乘积。目标效价指的是目标达成所获得的奖励对个体的激励程度或者目标未达成对个体的惩罚程度；期望值指的是个体达成目标的可能性与组织承诺兑现奖励或惩罚的可能性。只有这两方面可能性都非常大，期望值才足够高。关键内容包括：①激励内容和激励方式要恰当；②绩效目标要合理可行；③管理者要注意维护组织信用。

3）人力资源管理：人力资源管理是站在如何激励人、开发人潜力的角度，以提高人力资源利用效率为目标的管理决策和管理实践活动。人力资源管理包括人力资源规划、招聘选拔与配置、培训与开发、绩效管理、薪酬管理、关系管理六大模块。

绩效管理在人力资源管理中处于核心地位。首先，组织的绩效目标是由机构的发展规划、战略和组织目标决定的，绩效目标要体现机构发展战略导向，组织结构和管理控制是部门绩效管理的基础，岗位工作分析是个人绩效管理的基础。其次，绩效考核结果在人员配置、培训开发、薪酬管理等方面都有非常重要的作用，如果绩效考核缺乏公平公正性，上述各个环节工作都会受到影响，而绩效管理落到实处将对上述各个环节工作起到促进作用。

绩效管理和招聘选拔工作也有密切联系，个人的能力、水平和素质对绩效管理影响很大，人员招聘选拔要根据岗位对任职者能力素质的要求来进行。通过薪酬激励激发组织和个人的主动积极性，通过培训开发提高组织和个人的技能水平能带来组织和个人绩效提升，进而促进机构发展目标的实现。组织和个人绩效水平，将直接影响着组织的整体运作效率和价值创造，因此，衡量和提高组织、部门以及个人的绩效水平是机构经营管理者的一项重要常规工作，而构建和完善绩效管理系统是人力资源管理部门的一项战略性任务。

（3）绩效管理的实施原则

1）清晰的目标：对员工实行绩效考核的目的是实现机构的

目标和要求，所以目标一定要清晰，以目标引导行为。

2）量化的管理标准：考核的标准一定要客观，量化是最客观的表述方式。很多时候机构的绩效考核不能推行到位，沦为"走过场"，都是因为标准太模糊，要求不量化。

3）良好的职业化的心态：绩效考核的推行要求机构必须具备相应的文化底蕴，要求家庭科医生和其他团队成员具备一定的职业化的素质。

4）与利益、晋升挂钩：与薪酬不挂钩的绩效考核是没有意义的，考核必须与利益、薪酬挂钩，才能够引起机构由上至下的重视和认真对待。

5）具有掌控性、可实现性：绩效考核是机构的一种管理行为，是机构表达要求的方式，其过程必须为机构所掌控。

6）应遵循以下"三重一轻"的原则："三重一轻"原则绩效考核只有渗透到日常工作的每个环节当中，才能真正发挥效力。

重积累：平时的点点滴滴，正是考核的基础；重成果：成果的反馈，才可以让家庭医生团队所有成员看到进步，才有前进的动力；重时效：指定一个固定的时间考核，往往想不起来当初发生的事情，应即时考核、快速反馈；轻便快捷：复杂的绩效考核方式，需要专业人员的指导才可能取得预定效果。对并不复杂的中小机构，更侧重在通过轻量的方式，为管理者提供和积累考核素材。

二、家庭医生团队绩效管理体系

1. 绩效管理体系策略

（1）以人力资源管理系统结合家庭医生团队管理制度规范，制定绩效管理制度和实施方案。

（2）对绩效管理功能地位、组织设置、职责范围、工作分工以及参与评议人员的责任、权限、义务和要求作出规定。

（3）明确规定绩效管理的目标程序和步骤，以及对各类人员考核方法、依据作出明细解释。

（4）详细说明绩效考核的类别、层次、期限和使用的表格填写要求以及考核程序。

（5）对考核结果的应用以及与之配套的人力资源薪酬、奖惩、人事异动等作出相关规定。

（6）对各职能部门月、季、半年、年度报告和总结及全科医生申诉等作出明确的规定。

（7）在具体制定绩效管理文件中为了避免"推而不动、停滞不前"状况，会让团队成员充分参与和提供建议。

（8）为了便于操作和提高准确性，对考核指标尽可能量化和可量度性，即为具体行为或指标。

（9）在考核结果向被考核者作出反馈时，强调透明度、清晰性与客观性。

（10）在考核与结果运用上，强调过去的评价目的是如何改善和把握现在目标的实现，而不是"抓住昨天不放"。

2. 绩效管理体系的多个层面　按照考察内容和管理方法的不同，一般可以将家庭医生团队绩效管理分为三个层面。

（1）第一个层面：组织绩效。组织绩效面向整个家庭医生团队的任务和目标。家庭医生团队的使命在制定战略计划时确定或者被修改。通常，完成家庭医生团队的使命要向外部居民提供一定的服务。这些成果一般使用数量、质量、时间和成本等词汇描述，如签约率增长 20%、续约率提升 30%、满意度提高 10% 等。

（2）第二个层面：流程绩效。流程是指生产服务或者提供服务的一系列步骤和活动，质量和流程重组是这个领域中提高绩效最重要的两个方面，组织中有跨越不同部门的众多的流程。流程绩效管理的任务就是考察流程哪里出现了问题或什么地方需要改进，以满足组织的战略计划要求。

（3）第三个层面：个人绩效。绩效管理的重要工作之一就是将家庭医生团队的战略逐级分解到部门、流程和个人，只有每个级别和层次的绩效管理工作形成有机的整体，家庭医生团队才能有良好的绩效表现。管理者通过一定的方法和制度确保家庭医生团队及其子系统（部门、流程、工作团队和全科医生个人）的工作表现和业务成果能够与组织的战略目标保持一致，并促进组织战略目标实现。家庭医生和其他团队成员的个人绩效管理是最受人关注的领域，一般包括绩效计划、绩效指导、绩效评估、结果运用（培训和发展、激励）方面的内容。个人绩效管理关注如何促使团队成员努力工作以达到其工作岗位的要求。

3. 绩效管理体系的 PDCA 循环　见图 9-1。

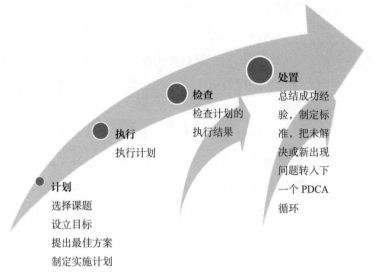

计划
选择课题
设立目标
提出最佳方案
制定实施计划

执行
执行计划

检查
检查计划的
执行结果

处置
总结成功经
验，制定标
准，把未解
决或新出现
问题转入下
一个 PDCA
循环

图 9-1 绩效管理的 PDCA 循环

4. 绩效管理体系的必要步骤

第一步，明确战略：做绩效考核体系，应梳理一个机构的战略。明确战略的主要工作就是战略问题确认、明确家庭医生团队愿景与战略目标体系、外部环境分析与行业分析、内部资源能力分析、总体战略及业务战略确立、核心竞争力或关键成功因素分析、职能战略及战略实施计划设计。经过第一步，即充分把握了家庭医生团队的战略体系。

第二步，分解重点工作：用平衡计分卡的方法从收入、签约对象、内部运营、学习与成长四个维度进行重点工作的分解。平衡计分卡的四个维度具有内在逻辑关系：一个家庭医生团队需要获得收入，收入是认证签约对象来创造；如何记得签约对象必须靠良好的内部运营；而家庭医生团队不断地自我学习与成长正是提升内部运营能力的手段。

第三步，绘制战略地图：绘制战略地图的思路就是用价值树的分解方法层层剖析，将家庭医生团队的战略目标按照从上到下的四个维度（依次是收入、签约对象、内部运营、学习与成长）层层分解。

第四步，将关键因素转化为绩效指标：例如某团队收入层面的关键成功因素为提高签约率，则签约率就是其关键绩效指标。家庭医生团队在设计关键绩效指标时必须要考虑到可度量性，同时也要考虑得到这一关键绩效指标的成本问题，成本过大、带来的管理提升效果又不十分明显，这个绩效指标也可能不被采用。

第五步，明确团队和个人使命：考核指标分解过程中，需要清晰的使命做指引。在明确使命时应当注意以下几点：使命不是职责的简单叠加；使命是机构战略的支撑点；重点在于描述签约的价值、意义与作用。使命必须让每个人心悦诚服，这样才能为第六步"落实机构及各指标"打下良好基础。

第六步，落实机构及团队指标：团队指标是实现机构战略的承接主体，设计团队指标时，要依据平衡计分卡方法，同时关注家庭医生团队战略实现的结果和过程，分年度指标、月度指标进行综合设计。

第七步，指标要素设计：每个岗位是机构有机整体中每一个细胞单元，机构是否有活力，业务能否蒸蒸日上，关键是作为每一个细胞单元岗位上的团队成员是否有积极性、主动性。因此，细化到每个岗位的指标要素设计是构建战略绩效管理体系的重中之重，岗位指标的设计必须与岗位职责和业务流程充分结合，同时保证考核指标是岗位主体通过努力可以达成和提升的。家庭医生团队关键绩效指标体系参考表 9-1。

表 9-1　家庭医生团队关键绩效指标体系指引

一级指标	二级指标	三级指标
1. 团队管理	1.1 团队组建与运作	1.1.1 组建合理的家庭医生团队
		1.1.2 团队成员有详细的分工及岗位职责
		1.1.3 有科学、合理的团队服务工作流程及转诊工作流程
	1.2 有效签约率 （各地根据试点进展不同阶段选择使用）	1.2.1 家庭医生服务覆盖率
		1.2.2 家庭医生签约率
		1.2.3 重点人群所在家庭签约率
	1.3 分工管理	1.3.1 团队组成和职责分工机制
		1.3.2 团队内部考核制度
	1.4 活用健康档案	1.4.1 电子健康档案建档率
		1.4.2 健康档案动态管理率
		1.4.3 健康档案利用率
2. 服务功能	2.1 预约式服务	2.1.1 签约居民在家庭医生处就诊率
		2.1.2 签约居民通过家庭医生转诊率
		2.1.3 预约式服务占随访总服务的比例
		2.1.4 签约居民对家庭医生基本医疗服务利用率

一级指标	二级指标	三级指标
	2.2 基层首诊和双向转诊（各地根据试点进展不同阶段选择使用）	2.2.1 首诊百分比
		2.2.2 向上转诊占总转诊比例
		2.2.3 向下转诊占总转诊比例
	2.3 健康管理	2.3.1 基层医疗卫生机构诊断
		2.3.2 为签约家庭制定健康管理方案率
		2.3.3 签约居民中接受健康筛查服务的比例
	2.4 家庭病床（各地根据实际情况选择使用）	2.4.1 建床率
		2.4.2 病案规范率
2. 服务功能	2.5 重点人群服务效果	2.5.1 高血压管理覆盖率
		2.5.2 高血压控制率
		2.5.3 高血压规范管理率
		2.5.4 糖尿病管理覆盖
		2.5.5 糖尿病控制率
		2.5.6 糖尿病规范管理率
		2.5.7 严重精神障碍病人管理率
		2.5.8 严重精神障碍病人稳定率
		2.5.9 早孕建册率
		2.5.10 产前健康管理率
		2.5.11 产后访视率
		2.5.12 新生儿访视率
		2.5.13 儿童健康管理率
		2.5.14 老年人健康管理率

一级指标	二级指标	三级指标
3. 服务效果	3.1 卫生经济学（选择使用）	3.1.1 签约家庭医疗费用支出年度变化
		3.1.2 签约家庭医疗费用人均支出年度变化
	3.2 社会效应	3.2.1 群众知晓率
		3.2.2 群众满意度
		3.2.3 群众依从率

三、家庭医生团队绩效管理

1. 绩效管理流程

（1）制定考核计划：明确考核的目的和对象；选择考核内容和方法；确定考核时间。

（2）进行技术准备：绩效考核是一项技术性很强的工作，其技术准备主要包括确定考核标准、选择或设计考核方法以及培训考核人员。

（3）选拔并培训考核人员：通过培训，可以使考核人员掌握考核原则、熟悉考核标准、掌握考核方法、克服常见偏差。

（4）收集资料信息：收集资料信息要建立一套与考核指标体系有关的制度，并采取各种有效的方法来达到目的。

（5）作出分析评价：确定单项的等级和分值；对同一项目各考核来源的结果综合评价；对不同项目考核结果的综合评价。

绩效管理的流程见图 9-2。

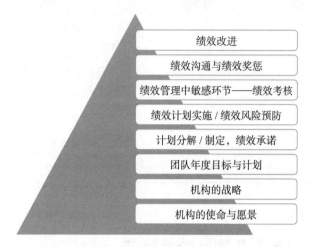

图 9-2　绩效管理的流程图

2. 绩效管理的特性

（1）系统性：绩效管理是一个完整的系统，不是一个简单的步骤。绩效管理是一个管理手段，涵盖管理的所有职能，即计划、组织、领导、协调、控制，必须系统地看待。

（2）目标性：目标管理最大的益处就是让成员明白自己努力的方向；团队长可更好地通过成员的目标对成员进行有效管理，提供支持帮助。同样，绩效管理也强调目标管理，只有绩效管理的目标明确了，团队长和成员的努力才会有方向，才会更加团结一致，共同致力于绩效目标的实现，提高绩效能力，更好地服务于家庭医生团队的战略规划和远景目标。

（3）强调沟通：沟通在绩效管理中起着决定性的作用。制定绩效、帮助成员实现目标、年终评估、分析原因寻求进步都要沟通，总之，绩效管理的过程就是成员与团队长持续不断沟通的过程。离开了沟通，家庭医生团队的绩效管理将流于形式。

许多管理活动失败都是因为沟通出现了问题，绩效管理就是致力于管理沟通的改善，全面提高管理者的沟通意识，提高管理的沟通技巧，进而改善家庭医生团队的管理水平和管理者的管理素质。

（4）重视过程：绩效管理不仅强调工作结果，而且重视达成目标的过程。绩效管理是一个循环过程，这个过程中不仅关注结果，更强调目标、辅导、评价和反馈。

3. **绩效管理沟通** 绩效管理沟通主要是指组织者、考核者、被考核者之间的沟通。根据绩效管理循环，绩效沟通课分为三个过程：绩效计划沟通、绩效实施沟通和绩效结果沟通。

（1）绩效计划沟通：主要是指在绩效管理实施前的培训过程、绩效指标体系的建立、目标值确定过程的沟通。绩效管理知识的培训过程也是沟通过程，在培训中，培训者将绩效管理的知识讲给成员听，并听取成员的意见等。绩效指标体系的建立以及目标值的确定等更是离不开沟通，包括从上向下沟通、从下往上沟通、混合式沟通。在绩效指标设定时，应该从上往下沟通；在绩效指标体系目标确定过程，建议采用混合式沟通，目标确定是双向过程，不能定得太高或太低，需要考核者与被考核者充分沟通。

（2）绩效实施沟通：主要是指在绩效管理过程中，绩效辅导和绩效考核中的沟通，主要是考核者与被考核者之间的沟通。

（3）绩效结果沟通：主要是指绩效结果的应用以及绩效反

馈的沟通，这个沟通过程是绩效沟通的重点，主要是考核者或管理者与被考核者之间的沟通。绩效考核最终目的是提高机构和家庭医生的业绩。绩效结果应用的沟通是让成员对过去的行为和结果负责，引导其形成正确的思维。对绩效反馈的沟通非常重要，通过沟通帮助成员查找产生良好绩效和不良绩效的原因，制定进一步的措施和方法。

4. 绩效管理常见误区 对绩效管理的错误认识是家庭医生团队绩效管理效果不佳的根本原因，也是最难突破的障碍。具体表现及措施如下：

（1）绩效管理是人力资源部门的事情，与业务部门无关。在家庭医生团队绩效管理实践中，有很多这样的事例，机构领导对绩效管理工作很重视，人力资源部门也下了很大功夫推进绩效管理工作，但各团队长和团队成员对绩效管理认识不够，总认为绩效管理是人力资源部或人事部门的事情。有的助理认为填写绩效考核表格会影响正常业务工作；作为直接领导不想参与对下属的业绩评价，认为自己评价有失公正；总认为应由人力资源部门或成立考核组对员工进行考核。在这种思想观念影响下，某些部门尤其是业务部门会对绩效考核消极应付，如果机构执行力不够强的话，业务部门的绩效考核往往首先流产。

认为"绩效管理是人力资源管理部门的事"这种观点的人不在少数，甚至包括某些机构决策领导。首先，在家庭医生团队规模不是很大的情况下，业务人员在机构具有举足轻重的地位，无论在收入上还是在地位上，业务人员比职能人员受到更多的重视，业务人员总认为绩效管理是"虚"的，不重视绩效管理；其次，个别助理习惯了简单粗放的管理方式，对定期搜集考核数据信息、填写绩效考核表格等工作厌烦，同时由于还没有看到绩效管理带来的好处，会抵制绩效考核工作；最后，领导对管理职责认识不到位。

正确的认识应该是：人力资源部门只是绩效管理的组织协调部门，各级管理人员才是绩效管理的主角，各级管理人员既是绩效管理的对象（被考核者），又是其下属绩效管理的责任人（考核者）。

为了改变该认识误区，可采取以下措施：①要进行思想灌输，认识到管理的重要性；②要对管理者进行绩效管理有关工具、方法和技巧的培训，提高管理者能力素质和家庭医生团队管理水平；③从家庭医生团队文化建设入手，加强机构的执行力，只要机构决策领导大力推进，各级团队长和成员会逐渐接受绩效管理。

（2）绩效管理就是绩效考核，绩效考核就是"挑毛病"。很多机构启动绩效管理项目时，认为绩效管理就是绩效考核，把绩效考核作为约束控制员工的手段。有些家庭医生团队盲目采用末位淘汰制，受到成员的抵制。

事实上，绩效管理和绩效考核并不相同，绩效考核只是绩效管理的一个环节。绩效管理是一个完整的循环，由绩效计划制定、绩效辅导沟通、绩效考核评价以及绩效结果应用等几个环节构成。绩效管理的目的不是为了发绩效工资和奖金，而是持续提升组织和个人的绩效，保证家庭医生团队发展目标的实现。绩效考核是为了正确评估组织或个人的绩效，以便有效进行激励，是绩效管理最重要的一个环节。

为了改变该认识误区，可采取以下措施：①要使家庭医生团队成员认识到绩效管理和绩效考核会带来益处。无论绩效管理还是绩效考核，都不会损害团队成员的利益，反而会促进个人能力素质的提高。绩效考核是非常有效的管理者与执行者交流沟通的媒介，在绩效管理过程中家庭医生团队成员会得到管理者的辅导和支持。绩效考核结果反馈使团队成员了解自身的不足，进而提升个人能力素质和业务水平。②加强对各级管理者培训，使绩效管理各环节工作落到实处。

（3）重考核，忽视绩效计划制定。绩效管理实施过程中，很多管理者对绩效考核工作比较重视，但对绩效计划制定环节重视不够，这是初次尝试绩效管理的家庭医生团队经常发生误区。绩效计划制定是领导和下属就考核期内应该完成哪些工作以及达到什么样的标准进行充分讨论、形成契约的过程。

绩效计划的作用包括：①绩效计划提供了对团队进行绩效考核的依据。制定切实可行的绩效计划，是绩效管理的第一步，也是最重要的一个环节。制定了绩效计划，考核期末就可以根据由员工本人参与制定并作出承诺的绩效计划进行考核。②科学合理的绩效计划可保证组织、部门目标的贯彻实施。个人的绩效计划、部门的绩效计划、组织的绩效计划是依赖和支持的关系。在制定组织、部门和个人绩效计划过程中，通过协调各方面的资源，使资源向对组织目标实现起瓶颈制约作用的方面倾斜，促使部门和个人绩效计划的实现，从而保证组织目标的实现。③绩效计划为团队提供努力的方向和目标。绩效计划包含绩效考核指标及权重、绩效目标以及评价标准等方面，对团队和个人的工作提出了具体明确的要求和期望，同时明确表达了团队和成员在哪些方面取得成就会获得组织的奖励。

科学合理地制定绩效计划是绩效管理能够取得成功的关键环节。在制定绩效计划过程中，确定绩效目标是最核心的步骤，如何科学合理地制定绩效目标对绩效管理的成功实施具有重要的意义。

（4）轻视和忽略绩效辅导沟通的作用。绩效辅导沟通是指绩效计划执行者的直接上级及其他相关人员为帮助执行者完成绩效计划，通过沟通、交流或提供机会，给执行者以指示、指导、培训、支持、监督、纠偏、鼓励等帮助的行为。

绩效辅导沟通的必要性在于：①管理者需要掌握家庭医生团队成员工作进展状况，提高工作绩效。②家庭医生团队成员需要管理者对其工作进行评价和辅导支持。③必要时对绩效计划进行调整。

（5）过于追求量化指标，轻视过程考核，否认主观因素在绩效考核中的积极作用。定量指标在绩效考核指标体系中占有重要的地位，在保证绩效考核结果公正客观方面具有重要作用。

一个有效的定量评价指标必须要满足以下几个前提，任何一个前提不存在，定量指标考核的公平公正性就受到质疑。①定量考核指标一定要符合机构发展战略导向，否则会产生南辕北辙的效果。②定量考核指标绩效目标制定要科学合理，能考虑内部条件、外部环境等多方面因素。如果目标制定不合理，没有充分考虑各种因素，会造成更大的不公平。③定量考核指标应明确定义、精确衡量、数据信息准确可靠并获取方便。④定量考核指标绩效目标的完成不会降低工作质量，否则会有非常严重的负面效果，以工作质量降低来满足工作数量要求对组织的损害是长期的和深远的。

在家庭医生团队绩效管理实践中，很多管理者希望所有考核指标结果都能按公式计算出来，实际上这不现实。绩效考核不是绩效统计，一定要发挥考核者的主观能动性，根据实际情况的变化，对绩效被考核者作出客观公正的评价。应该发挥过程指标在考核中的重要作用，充分尊重直线上级在考核中的主观评价作用。

（6）忽略绩效考核导向作用。绩效管理取得成效最重要的一点是实现绩效考核与薪酬激励的公平公正性，只有公平公正才能使人信服，才能促进个人和组织的绩效提升。但追求绩效考核公平公正性应以实现绩效考核的战略导向为前提。绩效管理实践中还有一种普遍误区，就是尽量追求考核指标的全面和完整，考核指标涵盖了这个岗位几乎所有的工作。

（7）绩效考核过于注重结果而忽略过程控制。公平公正地进行考核以便对业绩优异者进行激励是绩效考核非常重要的方面，但绩效考核绝不只是最终的结果，通过过程考核对绩效计划执行环节进行有效监督控制，及时发现存在的问题，是绩效考核的重要内容。

（8）对推行绩效管理效果抱有不切实际的幻想，不能持之以恒。绩效管理是一个逐步完善的过程，绩效管理取得成效与家庭医生团队基础管理水平有很大关系，家庭医生团队基础管理水平在短期内不会提高。部分家庭医生团队长急功近利，希望通过绩效管理迅速改变团队现状，导致绩效管理不了了之。

绩效管理影响着团队各级管理者和员工的经营理念，促进和激励家庭医生团队成员改进工作方法，但这些改变都是逐渐展现的，不是一蹴而就的，需要坚持执行。

四、家庭医生团队绩效考核

1. 绩效考核方式

按考核时间分类：可分为日常考核与定期考核。①日常考核：指对被考核者的出勤情况、服务数量和服务质量、平时的工作行为所作的经常性考核。②定期考核：指按照一定的固定周期所进行的考核，如年度考核、季度考核等。

按考核主体分类：可分为主管考核、自我考核、同事考核和下属考核，即"360°考核方法"。

按考核结果的表现形式分类：可分为定性考核与定量考核。①定性考核的结果表现为对某人工作评价的文字描述，或对家庭医生和其他成员之间评价高低的相对次序以优、良、中及差等形式表示。②定量考核的结果则以分值或系数等数量形式表示。

2. 绩效考核体系

（1）管理层考核体系：平衡计分卡，包括财务、服务对象与伙伴、组织与流程、成长能力四个维度。

（2）家庭医生考核体系：对家庭医生的考核分为业绩、行为/态度和能力三部分，其中行为/态度和能力指标，与业绩指标不一样，前者是定性的，后者是定量的。如某家庭医生团队有21项定性指标，其中行为/态度指标7项，能力指标14项，全机构统一。定性指标的分值等级用"行为定位等级评价法"确定，即通过行为定位等级评价表，定义各种水平具体行为等级及考核标准。0~4分代表"缺乏满足居民需求的愿望和态度；个人生活的独立性差，思考问题总是从个人利益出发；交谈或办事可能常常表现出不耐烦或急躁，缺少热情"。9~10分代表"了解客居民的潜在需求并为其利益发展提供建议；把发展居民与给予服务作为一种价值取向来要求自己，并成为一种职业习惯和行为"。

（3）管理过程监控：季度绩效回顾，目标是否分解下达；季度绩效回顾是否开展；考核后，团队长和成员是否进行了绩效面谈；考核结果是否进行了正态分布；助理半年中期述职；成员每周的计划与总结，在每周一例会前，通过网络系统都要先检查。

3. 绩效考核原则

（1）公平原则：公平是确立和推行人员绩效考核制度的前提。

（2）严格原则：绩效考核不严格，就会流于形式，形同虚设。绩效考核不严，不仅不能全面地反映工作人员的真实情况，而且还会产生消极的后果。绩效考核的严格性包括：要有明确的考核标准；要有严肃认真的考核态度；要有严格的考核制度、程序及方法等。

（3）单头考核的原则：对各级职工的考核，都必须由被考核者的"直接上级"进行。直接上级相对来说最了解被考核者的实际工作表现（成绩、能力、适应性），也最有可能反映真实情况。间接上级（即上级的上级）对直接上级作出的考核评语，不应当擅自修改。这并不排除间接上级对考核结果的调整修正作用。单头考核明确了考核责任所在，并且使考核系统与组织指挥系统取得一致，更有利于加强经营组织的指挥功能。

（4）结果公开原则：绩效考核的结论应对本人公开，这是保证绩效考核民主的重要手段。遵循结果公开原则，一方面，可以使被考核者了解自己的优点和缺点，使考核成绩优秀的人再接再厉，继续保持先进；也可以使考核成绩不好的人心悦诚服，奋起上进。另一方面，还有助于防止绩效考核中可能出现的偏见以及种种误差，以保证考核的公平与合理。

（5）结合奖惩原则：依据绩效考核的结果，应根据工作成绩的大小、好坏，有赏有罚，有升有降，而且这种赏罚、升降不仅与精神激励相联系，还应与工资、奖金等方式同物质利益相联系。

（6）客观考核原则：人事考核应当根据明确规定的考核标准，针对客观考核资料进行评价，尽量避免主观因素和感情色彩的影响。

（7）反馈原则：考核的结果（评语）一定要反馈给被考核者本人，否则就起不到考核的教育作用。在反馈考核结果的同时，应当向被考核者就评语进行说明解释，肯定成绩和进步，说明不足之处，提供今后努力的参考意见等。

（8）差别原则：考核的等级之间应当有鲜明的界限，针对不同的考核结果在工资、晋升等方面应体现明显差别，鼓励职工的上进心。

4. 绩效考核周期

（1）绩效考核周期的概念：绩效考核周期又称绩效考核期限，是指多长时间进行一次绩效考核。

（2）确定绩效考核周期的方法：绩效考核周期确定，需考虑 3 个因素。

职位的性质：不同职位的工作内容不同，绩效考核的周期也应当不同。通常，工作绩效比较容易考核的职位，考核周期相对要短一些。

指标的性质：不同的绩效指标，性质不同，考核的周期也相应不同。一般来说，性质稳定的指标，考核周期相对要长一些；相反，考核周期相对就要短一些。

标准的性质：在确定考核周期时，还应当考虑到绩效标准的性质，考核周期的时间应当保证各成员经过努力能够实现这些标准。

5. 绩效考核的阶段　在遵循以上原则的基础上，家庭医生团队的绩效考核推行由无到有，往往会经历四个阶段。

（1）形式期：绩效考核刚刚推行时往往都处于这个阶段。此时考核往往以试考核形式出现，考核结果可以不与绩效工资挂钩，主要是让各级人员熟悉考核的形式，掌握考核的方式、方法。

（2）行事期：绩效考核已逐步开展、渐入佳境时所处的阶段。此时考核开始与绩效工资、晋升等挂钩，真正进入实操阶段。

（3）习惯期：此时绩效考核已形成习惯，具备了文字性内容、制度性语言。处于此阶段的家庭医生团队，到考核周期时，团队由上至下会自发地进行考核，统计考核数据，计算绩效工资；一旦涉及薪酬调整、晋升，会首先以过往的绩效为依据。

（4）文化期：此阶段绩效考核已深深与家庭医生团队文化

结合在一起，团队成员希望被考核，考核已成为一种常态，团队呈现一种公平竞争、公开要求的氛围。

6. 绩效考核的主体 合格的绩效考核者应了解被考核者职位的性质、工作内容、要求以及绩效考核标准，熟悉被考核者的工作表现，最好有近距离观察其工作的机会，同时要公正客观。多数家庭医生团队在选择考核主体时，多采用 360° 考核方式，考核者选用被考核者的上司、同事、下属、被考核者本人和外部专家。

上司考核的优点是对下属的工作性质、工作表现比较熟悉，考核可与加薪、奖惩相结合，有机会与下属更好地沟通，了解其想法，发现其潜力。但由于上司掌握着切实的奖惩权，考核时下属往往心理负担较重，不能保证考核的公正客观，可能会挫伤下属的积极性。

同事考核的优点是对被考核者了解全面、真实。但由于彼此之间比较熟悉和了解，受人情关系影响，可能会使考核结果偏离实际情况。最适用的情况是在项目小组中，同事参与考核对揭露问题和鞭策进步起着积极作用。

下属考核，可以帮助上司发展领导管理才能，也能达到权力制衡的目的，使上司受到有效监督。但下属考核上司有可能片面、不客观；由下级进行绩效考核也可能使上司在工作中缩手缩脚，影响其工作的正常开展。

7. 绩效考核的主体技巧

（1）实行绩效考核体制之前，应先对机构的管理层做调整和考核，考核内容分工作态度、工作技能、工作效率、工作成绩、团队意识、沟通能力、配合能力、印象等，只有先将管理层进行考核，调整到位，下属才会对绩效考核体制有信心并积极配合。

（2）建立家庭医生团队内部申诉机制，让全科医生在遭遇不公正、不公平待遇时有申诉与解决的途径，避免因领导者主观因素伤害下属的权益。

（3）家庭医生团队内部不仅要确定不同岗位的权利、义务，还必须有自上而下的岗位描述，明确细化岗位职责及考核标准，避免将绩效考核沦为一种粗放的能力"审判"。

8. 绩效考核的流程

（1）详细的岗位职责描述及对岗位工资的合理培训。

（2）尽量将工作量化。

（3）人员岗位的合理安排。

（4）考核内容的分类。

（5）家庭医生团队文化的建立。

（6）明确工作目标。

（7）明确工作职责。

（8）从工作态度（主动性、合作、团队、敬业等）、工作成果、工作效率等几个方面进行评价。

（9）给每项内容细化出一些具体的档次，每个档次对应一个分数，每个档次要给予文字描述以统一标准。

（10）给被考核者申诉的机会。

五、家庭医生团队绩效管理有效性评价

对一个机构或团队的绩效管理作出有效性评价，须从以下八个维度进行：

1. 评价维度一：战略目标　如果没有战略目标作为基础，绩效管理就没有了依托，就无法发挥它的综合效用。家庭医生团队实施绩效管理的目的是为战略目标的实现提供支持，是帮助家庭医生团队分解并落实战略目标，是绩效管理最终要致力达成的目标。

战略目标是绩效管理实践的出发点和落脚点，应制定战略目标，并把战略目标分解到年度，形成年度计划，然后再通过绩效管理的目标分解工具，分解落实到团队，形成团队绩效目标，进而落实到具体办事的成员，形成员工的关键绩效指标。考察一个家庭医生团队的绩效管理体系是否有效的标准是看其战略目标是否清晰明确，是否已经被所有成员所熟知，是否已经得到分解。

2. 评价维度二：角色分工　家庭医生团队如未能做好员工在绩效管理中的角色分工，则会导致绩效考核执行流于形式。

做任何一项工作，首先都要科学合理地分工，然后根据分工制定工作细则，只有这样，工作才可能被理解得好、做得好。在绩效管理中，通常可以把一个家庭医生团队绩效管理中管理者和员工的角色分成四个层次，分别是家庭医生团队长、助理、骨干和其他成员。

家庭医生团队长：是绩效管理的支持者和推动者。工作细则包括：为绩效管理实施发表讲话，给绩效管理的实施制造声势；主持制定符合本团队实际工作的绩效管理方案；主持绩效管理协调会，使绩效管理不断深入开展；对其他人员进行绩效沟通和考核；主持修订新的绩效管理制度，使绩效管理体系不断得到改进。

助理：是绩效管理的组织者和咨询人员。工作细则包括：研究绩效管理理论，并向家庭医生团队推广，在家庭医生团队内部进行宣传，使绩效管理的理论、方法和技巧被广大员工认识、理解和接受；组织进行绩效考核和反馈；帮助员工制定绩效改进计划。

骨干和其他成员：是绩效管理执行者和反馈者。工作细则包括：认真阅读并理解家庭医生团队的绩效管理制度；记录自己的绩效表现，并进行反馈；不断努力，完成并超越绩效目标；分析自己在绩效周期的表现，并制定绩效改进计划。

3. 评价维度三：**管理流程**　很多家庭医生团队的绩效管理体系往往只注重绩效考核这一个环节，未上升到流程的高度，常常停留在一些表面的工作。要判断一个绩效管理体系是否有效，就要从其流程的完善程度入手，只有具备了完善的绩效管理流程，绩效管理体系才可能发挥作用。

4. 评价维度四：**工具表格**　流程制定好，并不能保证它能被执行得好，要想被执行得好，还要设计简单实用的工具表格，作为绩效管理过程的控制工具加以使用。

5. 评价维度五：**绩效沟通**　绩效管理的过程就是助理和成员就绩效问题进行充分沟通并达成一致理解的过程。在这个过程中，助理要与成员一起确立目标、清除障碍、完成并超越目标，而要完成这一切，必须做好绩效沟通。所以，评价一个家庭医生团队的绩效管理体系时，不能仅看硬件是否具备，更要看绩效沟通的环境是否良好、渠道是否顺畅、习惯是否已建立等。

6. 评价维度六：**绩效反馈**　绩效反馈主要是指绩效考核结

束后对结果的反馈，部分家庭医生团队不反馈或只是简单地签字，没有中间的过程。家庭医生团队一个阶段的绩效评价结束后，助理一定要将评价结果通过面谈的方式告诉成员，就评价结果达成一致理解，并真诚地指出成员存在的不足，提出建设性的改进意见。如果家庭医生团队未进行此项工作，则该团队的绩效管理体系可能是无效的。

7. 评价维度七：结果应用　通常绩效评价与奖惩紧密相连。如果评价结束，家庭医生团队没有兑现承诺，未对表现优秀的成员进行激励，则其积极性将受到打击；反之，对表现不良的成员未进行惩罚，将对管理环境造成不良影响。

8. 评价维度八：诊断与提高　诊断与提高是指家庭医生团队对整个绩效管理的诊断，一般每隔一年家庭医生团队都要对绩效管理体系进行系统诊断，从中发现存在的问题和不足，加以改进，使之得到改善和提高，螺旋式上升。

（邱德星）